MUSIKALISCHE

GYMNASTIK.

VON

STANISLAUS FREIHERR VON LESSER.

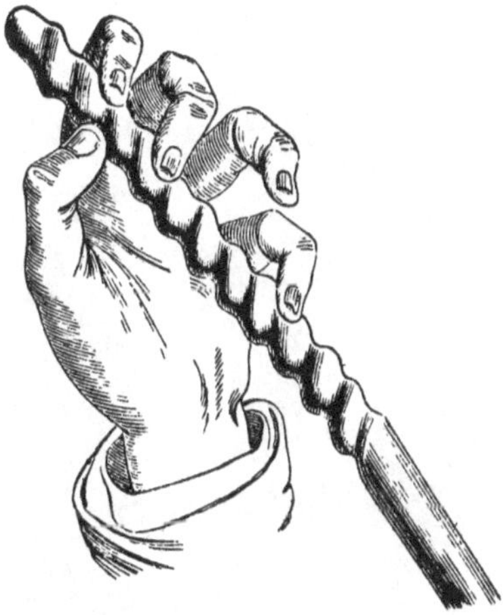

MIT 66 HOLZSCHNITTEN IM TEXT.

LEIPZIG,
VERLAG VON VEIT & COMP.
1877.

MUSIKALISCHE
GYMNASTIK.

MUSIKALISCHE
GYMNASTIK.

VON

STANISLAUS FREIHERRN VON LESSER.

MIT 66 HOLZSCHNITTEN IM TEXT.

LEIPZIG,
VERLAG VON VEIT & COMP.
1877.

Druck von Metzger & Wittig in Leipzig.

Vorwort.

Langsam und oft auf mühevollem Wege gelangt der Mensch zum freien Gebrauche und zur vollständigen Beherrschung derjenigen seiner Organe, die seiner Selbstbestimmung dienstbar sind, so auch seiner Bewegungswerkzeuge; erst anhaltende Uebung führt zur Unterordnung derselben unter seinen Willen, macht sie zu seinen Zwecken brauchbar.

Je entfernter die entsprechende Aufgabe den einfachen, naturgemässen Anlagen steht, desto mehr Zeit und Anstrengung wird erfordert, um zum vorgesteckten Ziele zu gelangen, desto früher ist es rathsam damit anzufangen.

Wie zu jeder technischen Leistung namentlich die Finger, die Hand und das Handgelenk einer vorzugsweisen Befähigung bedürfen, so ist insbesondere der ausübende Musiker mit seinen Erfolgen von dieser Grundbedingung abhängig; und die Erfahrung lehrt täglich, welche Schwierigkeiten schon die Bewältigung der Anfangsgründe mit sich bringt, wenn die Hand, wenn die Finger den Dienst verweigern. Ihnen die zur Erfüllung dieses Dienstes erforderlichen Eigenschaften zu verleihen, muss daher von vorn herein als dringendes Gebot erscheinen.

Es unterliegt keinem Zweifel, dass der praktische Musikunterricht die dahin lenkenden Uebungen auf dem Instrument selbst mit sich bringt. Da aber hiebei die Unterweisung des Schülers eine getheilte ist, und nur die jeweilig erforderlichen Bewegungen gelehrt und geübt werden, so gelangt die Muskelübung auf diesem Wege keineswegs energisch genug zur Geltung, und der sich hinschleppende Mangel an Fingerfertigkeit bildet ein stetes Hinderniss des Fortschrittes.

Diesem Uebelstande kann nur dadurch mit Erfolg begegnet werden, dass die mechanische Fertigkeit an und für sich auf zweckmässige Weise, d. h. vermittelst gymnastischer Uebungen ausgebildet wird und zwar womöglich schon vor dem Beginne des Musikunterrichtes oder doch während desselben.

Von diesem Gesichtspunkte ging schon Jackson in seiner Schrift: „Finger- und Handgelenk-Gymnastik zur Ausbildung und Stärkung der Muskeln für musikalische sowie für technische und medicinische Zwecke“ (Leipzig, 1866) aus.

Wie schätzenswerth diese Schrift auch unbestreitbar ist, so scheint sie mir doch nicht systematisch und erschöpfend genug bearbeitet, um als Leitfaden beim Unterricht besonders in musikalischen Instituten zu dienen.

Auf Grund meiner eigenen Anschauungen, Studien und Erfahrungen habe ich nun versucht, im Nachstehenden einen Weg zu zeigen, dessen Befolgung, wie ich hoffe, insbesondere dem Anfänger seine Aufgabe erleichtern und Zeit und Mühe sparen helfen soll.

Warschau im December 1875.

Der Verfasser.

Inhalt.

Allgemeine Regeln in Betreff des Uebens.

Das vorschriftsmässige Ausführen der gymnastischen Uebungen ist von der grössten Wichtigkeit für den günstigen Erfolg, den man von ihnen erwartet. Desshalb führe ich hier einige wichtige Regeln über die gymnastischen Uebungen im allgemeinen an, und ich glaube, dass jeder Uebende, dessen Zeit gemessen ist, und der ein Ziel vor Augen hat, danach trachten wird, nicht im mindesten von ihnen abzuweichen. Man übe also:

1. So langsam wie möglich.

2. Im Takt.

3. Genau, nicht nachlässig, sondern mit gewisser Anstrengung.

4. Ohne Uebertreibung. Bei etwas stärker eintretender Ermüdung ist vom Ueben abzulassen. Von Zeit zu Zeit sind die weiter unten über Pflege der Hände und der Nägel angegebenen Regeln zu befolgen.

5. Man übe wenigstens dreimal täglich, vor oder während des Uebens auf dem Instrument.

6. Man sei nicht einseitig in der Wahl der Uebungen. Keine Uebung, wie einfach sie auch zu sein scheint, ist zu verachten und wegzulassen.

7. Ist eine Uebung zu schwer, so hebe man sie für später auf.

8. Die Specialübungen (Claviatur, Stock, Bogen, Fussgelenkübungen) muss der Kunstjünger täglich vornehmen.

9. Am besten verfährt man, wenn man eine Nummer vornimmt, sie gründlich durcharbeitet und erst den nächsten Tag zur Ausführung einer anderen Nummer schreitet.

10. Ein grosser Theil der Uebungen verlangt die Hülfe einer zweiten Person, am besten eines mit diesem Schriftchen vollständig vertrauten Lehrers.

11. Durchaus ist es nöthig die Fingerstellungen auswendig zu können, da ohne sie keine Uebung vorschriftsmässig ausgeführt werden kann.

12. Auch ist es rathsam, sich so viel wie möglich in den Tabellen zu orientiren, um event. ohne dieselben üben zu können.

13. Sind die Finger vor Kälte steif, so erwärme man sie nicht durch schnelles Spiel von Passagen und Tonleitern, sondern man nehme irgend eine gymnastische Uebung mit ihnen vor.

Pflege der Hände und der Nägel.

Hände.

1. Nach dem Ueben wasche man die Hände mit kaltem Wasser und reibe sie mit einer Bürste. Hat man sie dann abgetrocknet, so reibe man sie mit Spiritus ein.

2. Man schütze die Hände vor Frost und vor Verletzungen.

3. Wer an schweissigen Händen leidet, muss genau die unter 1. angegebenen Regeln befolgen.

4. Sollte Jemand infolge übertriebenen Uebens andauernde Schmerzen in der Hand oder im Unterarm fühlen, so gebrauche er kalte Wasserumschläge solange, bis die Schmerzen weichen.

Nägel.

1. Man trage die Nägel möglichst kurz und zwar so, dass über dem Nagel ungefähr $^1/_4$ cm. Fleisch hervorragt. (Fig. 1. S. nächste Seite.)

Man behandele sie so:

a. man schneide sie mit einer Scheere rundlich ab;

b. darauf schleife man sie mit einer feinen Feile;

c. dann schneide man rechts und links die Ecken weg, so dass der Nagel oben rund wird.

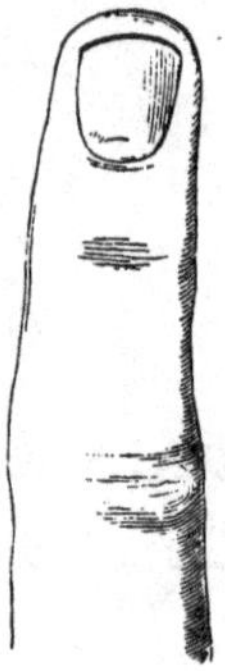

Fig. 1.

2. Man halte sie rein vermittelst der zu den Händen gebrauchten Bürste, reinige sie jedoch nicht mit Stahlfedern oder Scheeren, wodurch Verletzungen entstehen können.

3. Man hüte sich die Fingernägel abzubeissen oder abzureissen, da diese üble Gewohnheit die Hand des Musikers für immer verunstalten kann. Wird diese Gewohnheit zum Laster, so kann sie von grossem Nachtheil für die Technik sein.

4. Man schiebe täglich vor dem Schlafengehen die Nagelhaut mit dem breiten Ende einer grossen Stahlfeder zurück. Bei stärker vernachlässigten Fingernägeln muss dies mit einem scharfen Zurückschieber geschehen. (Fig. 2.)

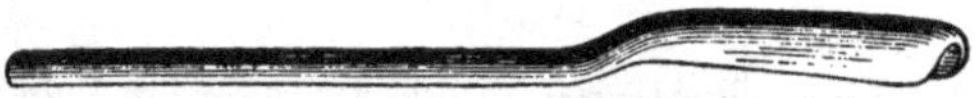

Fig. 2

Erstes Capitel.

Fingerübungen.

A. Fingerstellungen.

§ 1. Normale Fingerstellung.

Diese findet statt, wenn die Finger mit der Hand eine gerade Linie bilden und zwar aneinander liegen. (Fig. 3.)

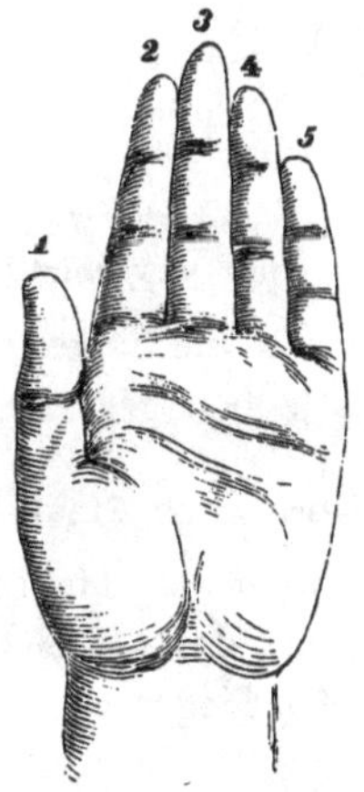

Fig. 3.

§ II. Gespreizte Fingerstellung.

Diese findet statt, wenn die Finger mit der Hand eine gerade Linie bilden, dabei jedoch gespreizt sind. (Fig. 4.)

§ III. Rechtwinkelige Fingerstellung.

Diese findet statt, wenn die Finger mit der Hand einen rechten Winkel bilden und zwar aneinander liegen. (Fig. 5.)

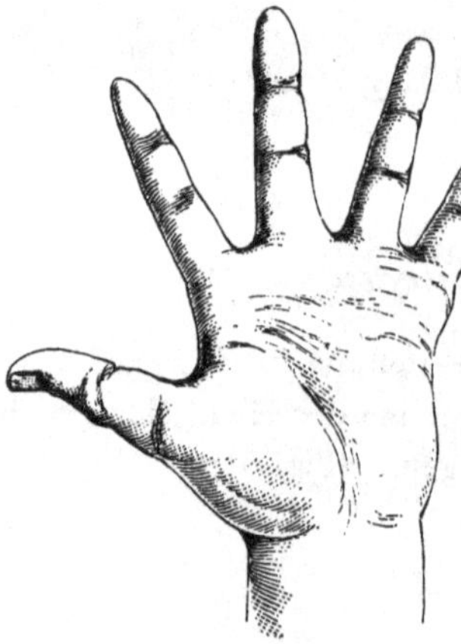

Fig. 4.

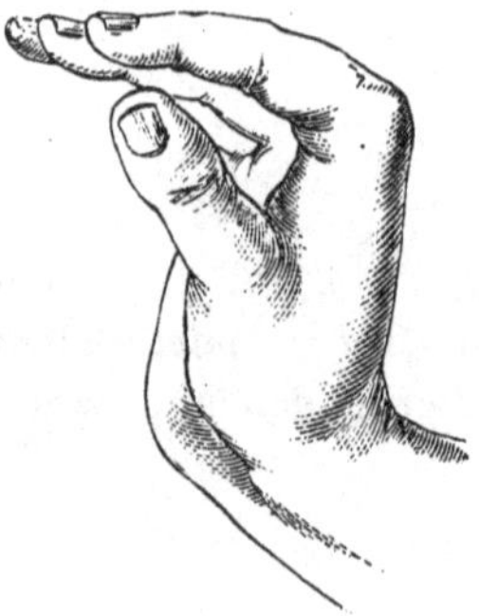

Fig. 5.*

§ IV. Rechtwinkelig-gespreizte Fingerstellung.

Diese findet statt, wenn die Finger mit der Hand einen rechten Winkel bilden, dabei jedoch gespreizt sind. (Fig. 5.)

§ V. Gebrochene Fingerstellung.

Diese findet statt, wenn das Hauptglied mit der Hand in gerader Linie sich befindet, das Mittel- und Endglied aber gebrochen sind und zwar die Finger aneinander liegen. (Fig. 6.)

---

* Fig. 5. gilt für die rechtwinkelige (§ III.), wie für die rechtwinkelig-gespreizte Fingerstellung (§ IV.).

§ VI. Gespreizt-gebrochene Fingerstellung.

Diese findet statt, wenn das Hauptglied mit der Hand in gerader Linie sich befindet, das Mittel- und Endglied gebrochen, die Finger aber dabei gespreizt sind. (Fig. 7.)

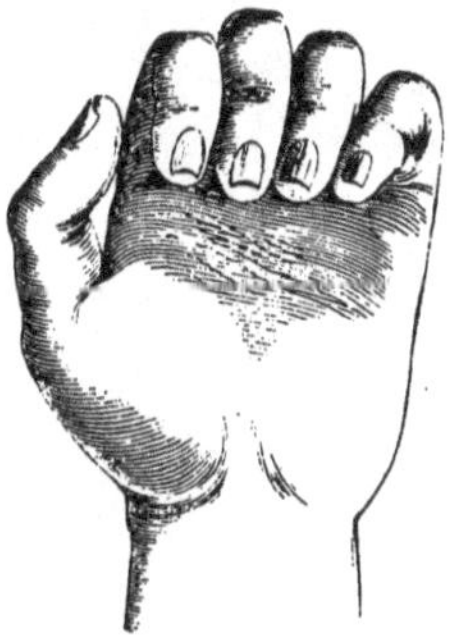

Fig. 6.

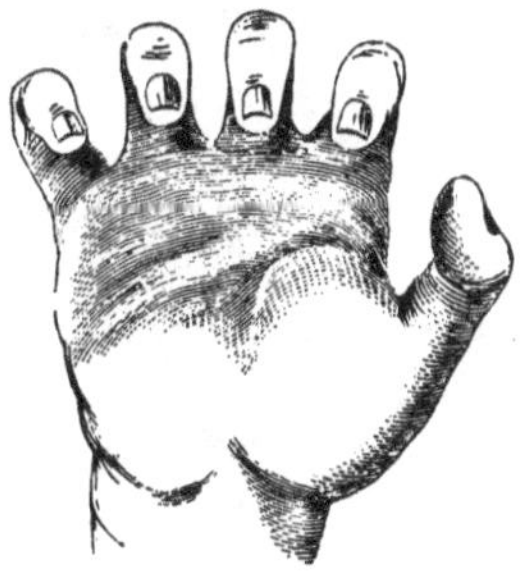

Fig. 7.

§ VII. Rechtwinkelig-gebrochene Fingerstellung.

Diese findet statt, wenn das Hauptglied mit der Hand einen rechten Winkel bildet, das Mittel- und Endglied gebrochen sind und zwar die Finger aneinander liegen. (Fig. 8.)

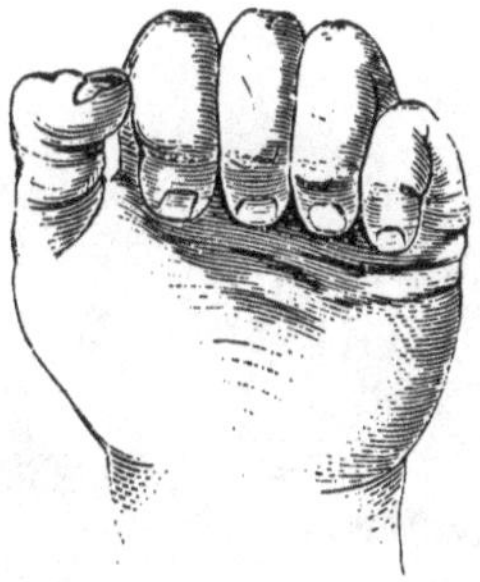

Fig. 8.

§ VIII. **Rechtwinkelig-gespreizt-gebrochene Fingerstellung.**

Diese findet statt, wenn das Hauptglied mit der Hand einen rechten Winkel bildet, das Mittel- und Endglied gebrochen, die Finger aber dabei gespreizt sind. (Fig. 9.)

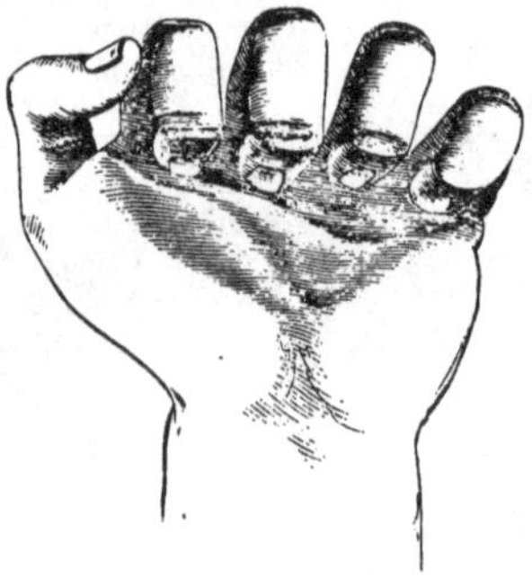

Fig. 9.

Bemerkung.

Wir unterscheiden an jedem Finger:

A = Hauptglied — D = Grundgelenk

B = Mittelglied — E = Mittelgelenk

C = Endglied (Fig. 10.) — F = Endgelenk (Fig. 11.)

Am Daumen fehlt das Mittelglied.

Das vom Haupt- (A) und Endglied (C) gebildete Gelenk (quasi $\widehat{EF}$) kann man für das Mittel- (E) oder für das Endgelenk (F) halten. Die auf diese beiden Gelenke (E und F) sich beziehenden Uebungen müssen daher an einem Gelenke (quasi $\widehat{EF}$) zwei mal ausgeführt werden.

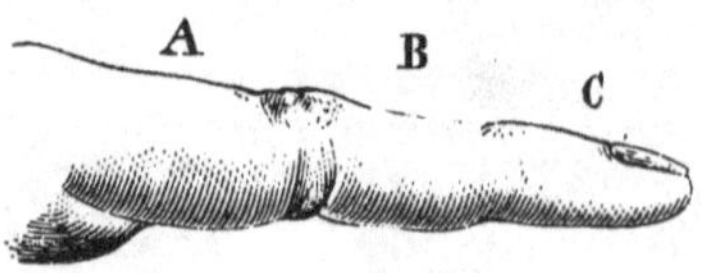

Fig. 10.

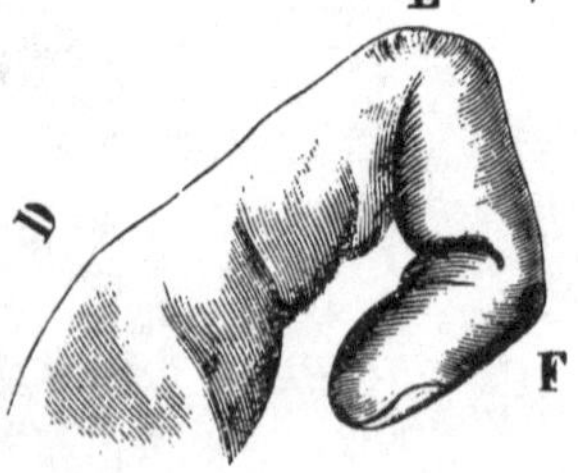

Fig. 11.

B. Tabellen für die Fingerübungen.

§ I. Uebung eines Fingers.

1.
2.
3.
4.
5.

§ II. Uebung mehrerer Finger zugleich.

No. 1. zwei Finger.	No. 2. drei Finger.	No. 3. vier Finger.	No. 4. fünf Finger.
1 2	1 2 3	1 2 3 4	1 2 3 4 5
1 3	1 2 4	1 2 3 5	
1 4	1 2 5	1 2 4 5	
1 5	1 3 4	1 3 4 5	
2 3	1 3 5	2 3 4 5	
2 4	1 4 5		
2 5	2 3 4		
3 4	2 3 5		
3 5	2 4 5		
4 5	3 4 5		

§ III. Uebung einzelner Finger abwechselnd.

(Das Zeichen ⌒ bedeutet „abwechselnd mit.“)

No. 1.
zwei Finger.

1 ⌒ 2
1 ⌒ 3
1 ⌒ 4
1 ⌒ 5
2 ⌒ 3
2 ⌒ 4
2 ⌒ 5
3 ⌒ 4
3 ⌒ 5
4 ⌒ 5

No. 2.
drei Finger.

1 ⌒ 2 ⌒ 3
1 ⌒ 2 ⌒ 4
1 ⌒ 2 ⌒ 5
1 ⌒ 3 ⌒ 4
1 ⌒ 3 ⌒ 5
1 ⌒ 4 ⌒ 5
2 ⌒ 3 ⌒ 4
2 ⌒ 3 ⌒ 5
2 ⌒ 4 ⌒ 5
3 ⌒ 4 ⌒ 5

No. 3.
vier Finger.

1 ⌒ 2 ⌒ 3 ⌒ 4
1 ⌒ 2 ⌒ 3 ⌒ 5
1 ⌒ 2 ⌒ 4 ⌒ 5
1 ⌒ 3 ⌒ 4 ⌒ 5
2 ⌒ 3 ⌒ 4 ⌒ 5

No. 4.
fünf Finger.

1 ⌒ 2 ⌒ 3 ⌒ 4 ⌒ 5

§ IV. Uebung mehrerer Finger abwechselnd.

No. 1.
ein Finger mit
zwei Fingern.

1	‿	2 3
1	‿	2 4
1	‿	2 5
1	‿	3 4
1	‿	3 5
1	‿	4 5
2	‿	1 3
2	‿	1 4
2	‿	1 5
2	‿	3 4
2	‿	3 5
2	‿	4 5
3	‿	1 2
3	‿	1 4
3	‿	1 5
3	‿	2 4
3	‿	2 5
3	‿	4 5
4	‿	1 2
4	‿	1 3
4	‿	1 5
4	‿	2 3
4	‿	2 5
4	‿	3 5
5	‿	1 2
5	‿	1 3
5	‿	1 4
5	‿	2 3
5	‿	2 4
5	‿	3 4

No. 2.
ein Finger mit
drei Fingern.

1	‿	2 3 4
1	‿	2 3 5
1	‿	2 4 5
1	‿	3 4 5
2	‿	1 3 4
2	‿	1 3 5
2	‿	1 4 5
2	‿	3 4 5
3	‿	1 2 4
3	‿	1 2 5
3	‿	1 4 5
3	‿	2 4 5
4	‿	1 2 3
4	‿	1 2 5
4	‿	1 3 5
4	‿	2 3 5
5	‿	1 2 3
5	‿	1 2 4
5	‿	1 3 4
5	‿	2 3 4

No. 3.
ein Finger mit
vier Fingern.

1 ⌣ 2 3 4 5
2 ⌣ 1 3 4 5
3 ⌣ 1 2 4 5
4 ⌣ 1 2 3 5
5 ⌣ 1 2 3 4

No. 4.
zwei Finger mit
zwei Fingern.

1 2 ⌣ 3 4
1 2 ⌣ 3 5
1 2 ⌣ 4 5
1 3 ⌣ 2 4
1 3 ⌣ 2 5
1 3 ⌣ 4 5
1 4 ⌣ 2 3
1 4 ⌣ 2 5
1 4 ⌣ 3 5
1 5 ⌣ 2 3
1 5 ⌣ 2 4
1 5 ⌣ 3 4
2 3 ⌣ 4 5
2 4 ⌣ 3 5
2 5 ⌣ 3 4

No. 5.
zwei Finger mit
drei Fingern.

1 2 ⌣ 3 4 5
1 3 ⌣ 2 4 5
1 4 ⌣ 2 3 5
1 5 ⌣ 2 3 4
2 3 ⌣ 1 4 5
2 4 ⌣ 1 3 5
2 5 ⌣ 1 3 4
3 4 ⌣ 1 2 5
3 5 ⌣ 1 2 4
4 5 ⌣ 1 2 3

C. Art und Weise des Uebens.

Bei den Fingerübungen muss auf Folgendes geachtet werden:

1. Steht in einer Nummer in Klammer (Cap. I. S. 15 f.), so heisst das, dass die Finger nach den Tabellen üben sollen. Hat man nun die Finger gewählt, so führt man mit ihnen die angegebene Uebung aus, achtet aber darauf, dass die übrigen Finger, d. h. diejenigen, die nach den Tabellen nicht zu üben haben, eine von den acht Stellungen einnehmen und dieselbe nicht eher verlassen, bis die nach den Tabellen übenden Finger die Uebung beendigt haben.

2. Bei diesen Tabellenübungen darf ja der Daumen da nicht weggelassen werden, wo er die Uebung mit ausführen kann.

3. Die Hand sowie der Unterarm müssen bei allen Uebungen die grösste Ruhe bewahren.

D. Freiübungen.

No. 1.

Man bringe die Finger (Cap. I. S. 15 f.) abwechselnd in die 1. und 2. Stellung. Die übrigen Finger können dabei folgende Stellungen annehmen:

I. II. III. IV. V. VI. VII. VIII.

No. 2.

Man bringe die Finger (Cap. I. S. 15 f.) abwechselnd in die 1. und 3. Stellung. Die übrigen Finger können dabei folgende Stellungen annehmen:

I. II. III. IV. V. VI. VII. VIII.

No. 3.

Man bringe die Finger (Cap. I. S. 15 f.) abwechselnd in die 1. und 4. Stellung. Die übrigen Finger können dabei folgende Stellungen annehmen:

I. II. III. IV. V. VI. VII. VIII.

No. 4.

Man bringe die Finger (Cap. I. S. 15 f.) abwechselnd in die 1. und 5. Stellung. Die übrigen Finger können dabei folgende Stellungen annehmen:

I. II. III. IV. V. VI. VII. VIII.

No. 5.

Man bringe die Finger (Cap. I. S. 15 f.) abwechselnd in die 1. und 6. Stellung. Die übrigen Finger können dabei folgende Stellungen annehmen:

I. II. III. IV. V. VI. VII. VIII.

No. 6.

Man bringe die Finger (Cap. I. S. 15 f.) abwechselnd in die 1. und 7. Stellung. Die übrigen Finger können dabei folgende Stellungen annehmen:

I. II. III. IV. V. VI. VII. VIII.

No. 7.

Man bringe die Finger (Cap. I. S. 15 f.) abwechselnd in die 1. und 8. Stellung. Die übrigen Finger können dabei folgende Stellungen annehmen:

I. II. III. IV. V. VI. VII. VIII.

No. 8.

Man bringe die Finger (Cap. I. S. 15 f.) abwechselnd in die 2. und 3. Stellung. Die übrigen Finger können dabei folgende Stellungen annehmen:

I. II. III. IV. V. VI. VII. VIII.

No. 9.

Man bringe die Finger (Cap. I. S. 15 f.) abwechselnd in die 2. und 4. Stellung. Die übrigen Finger können dabei folgende Stellungen annehmen:

I. II. III. IV. V. VI. VII. VIII.

No. 10.

Man bringe die Finger (Cap. I. S. 15 f.) abwechselnd in die 2. und 5. Stellung. Die übrigen Finger können dabei folgende Stellungen annehmen:

I. II. III. IV. V. VI. VII. VIII.

No. 11.

Man bringe die Finger (Cap. I. S. 15 f.) abwechselnd in die 2. und 6. Stellung. Die übrigen Finger können dabei folgende Stellungen annehmen:

I. II. III. IV. V. VI. VII. VIII.

No. 12.

Man bringe die Finger (Cap. I. S. 15 f.) abwechselnd in die 2. und 7. Stellung. Die übrigen Finger können dabei folgende Stellungen annehmen:

I. II. III. IV. V. VI. VII. VIII.

No. 13.

Man bringe die Finger (Cap. I. S. 15 f.) abwechselnd in die 2. und 8. Stellung. Die übrigen Finger können dabei folgende Stellungen annehmen:

I. II. III. IV. V. VI. VII. VIII.

No. 14.

Man bringe die Finger (Cap. I. S. 15 f.) abwechselnd in die 3. und 4. Stellung. Die übrigen Finger können dabei folgende Stellungen annehmen:

I. II. III. IV. V. VI. VII. VIII.

No. 15.

Man bringe die Finger (Cap. I. S. 15 f.) abwechselnd in die 3. und 5. Stellung. Die übrigen Finger können dabei folgende Stellungen annehmen:

I. II. III. IV. V. VI. VII. VIII.

No. 16.

Man bringe die Finger (Cap. I. S. 15 f.) abwechselnd in die 3. und 6. Stellung. Die übrigen Finger können dabei folgende Stellungen annehmen:

I. II. III. IV. V. VI. VII. VIII.

No. 17.

Man bringe die Finger (Cap. I. S. 15 f.) abwechselnd in die 3. und 7. Stellung. Die übrigen Finger können dabei folgende Stellungen annehmen:

I. II. III. IV. V. VI. VII. VIII.

No. 18.

Man bringe die Finger (Cap. I. S. 15 f.) abwechselnd in die 3. und 8. Stellung. Die übrigen Finger können dabei folgende Stellungen annehmen:

I. II. III. IV. V. VI. VII. VIII.

No. 19.

Man bringe die Finger (Cap. I. S. 15 f.) abwechselnd in die 4. und 5. Stellung. Die übrigen Finger können dabei folgende Stellungen annehmen:

I. II. III. IV. V. VI. VII. VIII.

No. 20.

Man bringe die Finger (Cap. I. S. 15 f.) abwechselnd in die 4. und 6. Stellung. Die übrigen Finger können dabei folgende Stellungen annehmen:

I. II. III. IV. V. VI. VII. VIII.

No. 21.

Man bringe die Finger (Cap. I. S. 15 f.) abwechselnd in die 4. und 7. Stellung. Die übrigen Finger können dabei folgende Stellungen annehmen:

I. II. III. IV. V. VI. VII. VIII.

No. 22.

Man bringe die Finger (Cap. I. S. 15 f.) abwechselnd in die 4. und 8. Stellung. Die übrigen Finger können dabei folgende Stellungen annehmen:

I. II. III. IV. V. VI. VII. VIII.

No. 23.

Man bringe die Finger (Cap. I. S. 15 f.) abwechselnd in die 5. und 6. Stellung. Die übrigen Finger können dabei folgende Stellungen annehmen:

I. II. III. IV. V. VI. VII. VIII.

No. 24.

Man bringe die Finger (Cap. I. S. 15 f.) abwechselnd in die 5. und 7. Stellung. Die übrigen Finger können dabei folgende Stellungen annehmen:

I. II. III. IV. V. VI. VII. VIII.

No. 25.

Man bringe die Finger (Cap. I. S. 15 f.) abwechselnd in die 5. und 8. Stellung. Die übrigen Finger können dabei folgende Stellungen annehmen:

I. II. III. IV. V. VI. VII. VIII.

No. 26.

Man bringe die Finger (Cap. I. S. 15 f.) abwechselnd in die 6. und 7. Stellung. Die übrigen Finger können dabei folgende Stellungen annehmen:

I. II. III. IV. V. VI. VII. VIII.

No. 27.

Man bringe die Finger (Cap. I. S. 15 f.) abwechselnd in die 6. und 8. Stellung. Die übrigen Finger können dabei folgende Stellungen annehmen:

I. II. III. IV. V. VI. VII. VIII.

No. 28.

Man bringe die Finger (Cap. I. S. 15 f.) abwechselnd in die 7. und 8. Stellung. Die übrigen Finger können dabei folgende Stellungen annehmen:

I. II. III. IV. V. VI. VII. VIII.

No. 29.

Mit der einen Hand biege man jeden in der 1. Stellung befindlichen und zwar entgegenstemmenden Finger der anderen Hand im Grundgelenk. Die übrigen Finger können dabei folgende Stellungen annehmen:

I. II. III. IV. V. VI. VII. VIII.

No. 30.

Mit der einen Hand biege man jeden in der 2. Stellung befindlichen und zwar entgegenstemmenden Finger der anderen Hand im Grundgelenk. Die übrigen Finger können dabei folgende Stellungen annehmen:

I. II. III. IV. V. VI. VII. VIII.

No. 31.

Mit der einen Hand biege man jeden in der 3. Stellung befindlichen und zwar entgegenstemmenden Finger der anderen Hand im Grundgelenk. Die übrigen Finger können dabei folgende Stellungen annehmen:

I. II. III. IV. V. VI. VII. VIII.

No. 32.

Mit der einen Hand biege man jeden in der 4. Stellung befindlichen und zwar entgegenstemmenden Finger der anderen Hand im Grundgelenk. Die übrigen Finger können dabei folgende Stellungen annehmen:

I. II. III. IV. V. VI. VII. VIII.

No. 33.

Mit der einen Hand biege man jeden in der 5. Stellung befindlichen und zwar entgegenstemmenden Finger der anderen Hand im Grundgelenk. Die übrigen Finger können dabei folgende Stellungen annehmen:

I. II. III. IV. V. VI. VII. VIII.

No. 34.

Mit der einen Hand biege man jeden in der 6. Stellung befindlichen und zwar entgegenstemmenden Finger der anderen Hand im Grundgelenk. Die übrigen Finger können dabei folgende Stellungen annehmen:

I. II. III. IV. V. VI. VII. VIII.

No. 35.

Mit der einen Hand biege man jeden in der 7. Stellung befindlichen und zwar entgegenstemmenden Finger der anderen Hand im Grundgelenk. Die übrigen Finger können dabei folgende Stellungen annehmen:

I. II. III. IV. V. VI. VII. VIII.

No. 36.

Mit der einen Hand biege man jeden in der 8. Stellung befindlichen und zwar entgegenstemmenden Finger der anderen Hand im Grundgelenk. Die übrigen Finger können dabei folgende Stellungen annehmen:

I. II. III. IV. V. VI. VII. VIII.

No. 37.

Mit der einen Hand biege man jeden in der 1. Stellung befindlichen und zwar entgegenstemmenden Finger der anderen Hand im Mittelgelenk. Die übrigen Finger können dabei folgende Stellungen annehmen:

I. II. III. IV. V. VI. VII. VIII.

No. 38.

Mit der einen Hand biege man jeden in der 2. Stellung befindlichen und zwar entgegenstemmenden Finger der anderen Hand im Mittelgelenk. Die übrigen Finger können dabei folgende Stellungen annehmen:

I. II. III. IV. V. VI. VII. VIII.

No. 39.

Mit der einen Hand biege man jeden in der 3. Stellung befindlichen und zwar entgegenstemmenden Finger der anderen Hand im Mittelgelenk. Die übrigen Finger können dabei folgende Stellungen annehmen:

I. II. III. IV. V. VI. VII. VIII.

No. 40.

Mit der einen Hand biege man jeden in der 4. Stellung befindlichen und zwar entgegenstemmenden Finger der anderen Hand im Mittelgelenk. Die übrigen Finger können dabei folgende Stellungen annehmen:

I. II. III. IV. V. VI. VII. VIII.

No. 41.

Mit der einen Hand biege man jeden in der 5. Stellung befindlichen und zwar entgegenstemmenden Finger der anderen Hand im Mittelgelenk. Die übrigen Finger können dabei folgende Stellungen annehmen:

I. II. III. IV. V. VI. VII. VIII.

No. 42.

Mit der einen Hand biege man jeden in der 6. Stellung befindlichen und zwar entgegenstemmenden Finger der anderen Hand im Mittelgelenk. Die übrigen Finger können dabei folgende Stellungen annehmen:

I. II. III. IV. V. VI. VII. VIII.

No. 43.

Mit der einen Hand biege man jeden in der 7. Stellung befindlichen und zwar entgegenstemmenden Finger der anderen Hand im Mittelgelenk. Die übrigen Finger können dabei folgende Stellungen annehmen:

I. II. III. IV. V. VI. VII. VIII.

No. 44.

Mit der einen Hand biege man jeden in der 8. Stellung befindlichen und zwar entgegenstemmenden Finger der anderen Hand im Mittelgelenk. Die übrigen Finger können dabei folgende Stellungen annehmen:

I. II. III. IV. V. VI. VII. VIII.

No. 45.

Mit der einen Hand biege man jeden in der 1. Stellung befindlichen und zwar entgegenstemmenden Finger der anderen Hand im Endgelenk. Die übrigen Finger können dabei folgende Stellungen annehmen:

I. II. III. IV. V. VI. VII. VIII.

No. 46.

Mit der einen Hand biege man jeden in der 2. Stellung befindlichen und zwar entgegenstemmenden Finger der anderen Hand im Endgelenk. Die übrigen Finger können dabei folgende Stellungen annehmen:

I. II. III. IV. V. VI. VII. VIII.

No. 47.

Mit der einen Hand biege man jeden in der 3. Stellung befindlichen und zwar entgegenstemmenden Finger der anderen Hand im Endgelenk. Die übrigen Finger können dabei folgende Stellungen annehmen:

I. II. III. IV. V. VI. VII. VIII.

No. 48.

Mit der einen Hand biege man jeden in der 4. Stellung befindlichen und zwar entgegenstemmenden Finger der anderen Hand im Endgelenk. Die übrigen Finger können dabei folgende Stellungen annehmen:

I. II. III. IV. V. VI. VII. VIII.

No. 49.

Mit der einen Hand biege man jeden in der 5. Stellung befindlichen und zwar entgegenstemmenden Finger der anderen Hand im Endgelenk. Die übrigen Finger können dabei folgende Stellungen annehmen:

I. II. III. IV. V. VI. VII. VIII.

No. 50.

Mit der einen Hand biege man jeden in der 6. Stellung befindlichen und zwar entgegenstemmenden Finger der anderen Hand im Endgelenk. Die übrigen Finger können dabei folgende Stellungen annehmen:

I. II. III. IV. V. VI. VII. VIII.

No. 51.

Mit der einen Hand biege man jeden in der 7. Stellung befindlichen und zwar entgegenstemmenden Finger der anderen Hand im Endgelenk. Die übrigen Finger können dabei folgende Stellungen annehmen:

I. II. III. IV. V. VI. VII. VIII.

No. 52.

Mit der einen Hand biege man jeden in der 8. Stellung befindlichen und zwar entgegenstemmenden Finger der anderen Hand im Endgelenk. Die übrigen Finger können dabei folgende Stellungen annehmen:

I. II. III. IV. V. VI. VII. VIII.

No. 53.

Mit der einen Hand biege man jeden in der 1. Stellung befindlichen und zwar entgegenstemmenden Finger der anderen Hand im Grundgelenk nach dem Handrücken zu. Die übrigen Finger können dabei folgende Stellungen annehmen:

I. II. III. IV. V. VI. VII. VIII.

No. 54.

Mit der einen Hand biege man jeden in der 2. Stellung befindlichen und zwar entgegenstemmenden Finger der anderen Hand im Grundgelenk nach dem Handrücken zu. Die übrigen Finger können dabei folgende Stellungen annehmen:

I. II. III. IV. V. VI. VII. VIII.

No. 55.

Mit der einen Hand biege man jeden in der 3. Stellung befindlichen und zwar entgegenstemmenden Finger der anderen Hand im Grundgelenk nach dem Handrücken zu. Die übrigen Finger können dabei folgende Stellungen annehmen:

I. II. III. IV. V. VI. VII. VIII.

No. 56.

Mit der einen Hand biege man jeden in der 4. Stellung befindlichen und zwar entgegenstemmenden Finger der an-

deren Hand im Grundgelenk nach dem Handrücken zu. Die übrigen Finger können dabei folgende Stellungen annehmen:
I. II. III. IV. V. VI. VII. VIII.

No. 57.

Mit der einen Hand biege man jeden in der 5. Stellung befindlichen und zwar entgegenstemmenden Finger der anderen Hand im Grundgelenk nach dem Handrücken zu. Die übrigen Finger können dabei folgende Stellungen annehmen:
I. II. III. IV. V. VI. VII. VIII.

No. 58.

Mit der einen Hand biege man jeden in der 6. Stellung befindlichen und zwar entgegenstemmenden Finger der anderen Hand im Grundgelenk nach dem Handrücken zu. Die übrigen Finger können dabei folgende Stellungen annehmen:
I. II. III. IV. V. VI. VII. VIII.

No. 59.

Mit der einen Hand biege man jeden in der 7. Stellung befindlichen und zwar entgegenstemmenden Finger der anderen Hand im Grundgelenk nach dem Handrücken zu. Die übrigen Finger können dabei folgende Stellungen annehmen:
I. II. III. IV. V. VI. VII. VIII.

No. 60.

Mit der einen Hand biege man jeden in der 8. Stellung befindlichen und zwar entgegenstemmenden Finger der anderen Hand im Grundgelenk nach dem Handrücken zu. Die übrigen Finger können dabei folgende Stellungen annehmen:
I. II. III. IV. V. VI. VII. VIII.

No. 61.

Mit der einen Hand biege man jeden in der 1. Stellung befindlichen und zwar entgegenstemmenden Finger der anderen Hand im Mittelgelenk nach dem Handrücken zu. Die übrigen Finger können dabei folgende Stellungen annehmen:

I. II. III. IV. V. VI. VII. VIII.

No. 62.

Mit der einen Hand biege man jeden in der 2. Stellung befindlichen und zwar entgegenstemmenden Finger der anderen Hand im Mittelgelenk nach dem Handrücken zu. Die übrigen Finger können dabei folgende Stellungen annehmen:

I. II. III. IV. V. VI. VII. VIII.

No. 63.

Mit der einen Hand biege man jeden in der 3. Stellung befindlichen und zwar entgegenstemmenden Finger der anderen Hand im Mittelgelenk nach dem Handrücken zu. Die übrigen Finger können dabei folgende Stellungen annehmen:

I. II. III. IV. V. VI. VII. VIII.

No. 64.

Mit der einen Hand biege man jeden in der 4. Stellung befindlichen und zwar entgegenstemmenden Finger der anderen Hand im Mittelgelenk nach dem Handrücken zu. Die übrigen Finger können dabei folgende Stellungen annehmen:

I. II. III. IV. V. VI. VII. VIII.

No. 65.

Mit der einen Hand biege man jeden in der 5. Stellung befindlichen und zwar entgegenstemmenden Finger der anderen Hand im Mittelgelenk nach dem Handrücken zu. Die übrigen Finger können dabei folgende Stellungen annehmen:

I. II. III. IV. V. VI. VII. VIII.

No. 66.

Mit der einen Hand biege man jeden in der 6. Stellung befindlichen und zwar entgegenstemmenden Finger der anderen Hand im Mittelgelenk nach dem Handrücken zu. Die übrigen Finger können dabei folgende Stellungen annehmen:
I. II. III. IV. V. VI. VII. VIII.

No. 67.

Mit der einen Hand biege man jeden in der 7. Stellung befindlichen und zwar entgegenstemmenden Finger der anderen Hand im Mittelgelenk nach dem Handrücken zu. Die übrigen Finger können dabei folgende Stellungen annehmen:
I. II. III. IV. V. VI. VII. VIII.

No. 68.

Mit der einen Hand biege man jeden in der 8. Stellung befindlichen und zwar entgegenstemmenden Finger der anderen Hand im Mittelgelenk nach dem Handrücken zu Die übrigen Finger können dabei folgende Stellungen annehmen.
I. II. III. IV. V. VI. VII. VIII.

No. 69.

Mit der einen Hand biege man jeden in der 1. Stellung befindlichen und zwar entgegenstemmenden Finger der anderen Hand im Endgelenk nach dem Handrücken zu. Die übrigen Finger können dabei folgende Stellungen annehmen:
I. II. III. IV. V. VI. VII. VIII.

No. 70.

Mit der einen Hand biege man jeden in der 2. Stellung befindlichen und zwar entgegenstemmenden Finger der an-

deren Hand im Endgelenk nach dem Handrücken zu. Die übrigen Finger können dabei folgende Stellungen annehmen:
I. II. III. IV. V. VI. VII. VIII.

No. 71.

Mit der einen Hand biege man jeden in der 3. Stellung befindlichen und zwar entgegenstemmenden Finger der anderen Hand im Endgelenk nach dem Handrücken zu. Die übrigen Finger können dabei folgende Stellungen annehmen:
I. II. III. IV. V. VI. VII. VIII.

No. 72.

Mit der einen Hand biege man jeden in der 4. Stellung befindlichen und zwar entgegenstemmenden Finger der anderen Hand im Endgelenk nach dem Handrücken zu. Die übrigen Finger können dabei folgende Stellungen annehmen:
I. II. III. IV. V. VI. VII. VIII.

No. 73.

Mit der einen Hand biege man jeden in der 5. Stellung befindlichen und zwar entgegenstemmenden Finger der anderen Hand im Endgelenk nach dem Handrücken zu. Die übrigen Finger können dabei folgende Stellungen annehmen:
I. II. III. IV. V. VI. VII. VIII.

No. 74.

Mit der einen Hand biege man jeden in der 6. Stellung befindlichen und zwar entgegenstemmenden Finger der anderen Hand im Endgelenk nach dem Handrücken zu. Die übrigen Finger können dabei folgende Stellungen annehmen:
I. II. III. IV. V. VI. VII. VIII.

No. 75.

Mit der einen Hand biege man jeden in der 7. Stellung befindlichen und zwar entgegenstemmenden Finger der an-

deren Hand im Endgelenk nach dem Handrücken zu. Die übrigen Finger können dabei folgende Stellungen annehmen:

I. II. III. IV. V. VI. VII. VIII.

No. 76.

Mit der einen Hand biege man jeden in der 8. Stellung befindlichen und zwar entgegenstemmenden Finger der anderen Hand im Endgelenk nach dem Handrücken zu. Die übrigen Finger können dabei folgende Stellungen annehmen:

I. II. III. IV. V. VI. VII. VIII.

No. 77.

Mit der einen Hand vereinige man die in der 2. Stellung befindlichen und zwar entgegenstemmenden Finger (Cap. I. S. 15 f.) der anderen Hand. Die übrigen Finger können dabei folgende Stellungen annehmen:

I. II. III. IV. V. VI. VII. VIII.

No. 78.

Mit der einen Hand vereinige man die in der 4. Stellung befindlichen und zwar entgegenstemmenden Finger (Cap. I. S. 15 f.) der anderen Hand. Die übrigen Finger können dabei folgende Stellungen annehmen:

I. II. III. IV. V. VI. VII. VIII.

No. 79.

Mit der einen Hand vereinige man die in der 6. Stellung befindlichen und zwar entgegenstemmenden Finger (Cap. I. S. 15 f.) der anderen Hand. Die übrigen Finger können dabei folgende Stellungen annehmen:

I. II. III. IV. V. VI. VII. VIII.

No. 80.

Mit der einen Hand vereinige man die in der 8. Stellung befindlichen und zwar entgegenstemmenden Finger (Cap. I. S. 15 f.) der anderen Hand. Die übrigen Finger können dabei folgende Stellungen annehmen:

I. II. III. IV. V. VI. VII. VIII.

No. 81.

Mit der einen Hand spreize man die in der 2. Stellung befindlichen und zwar entgegenstemmenden Finger (Cap. I. S. 15 f.) der anderen Hand. Die übrigen Finger können dabei folgende Stellungen annehmen:

I. II. III. IV. V. VI. VII. VIII.

No. 82.

Mit der einen Hand spreize man die in der 4. Stellung befindlichen und zwar entgegenstemmenden Finger (Cap. I. S. 15 f.) der anderen Hand. Die übrigen Finger können dabei folgende Stellungen annehmen:

I. II. III. IV. V. IV. VII. VIII.

No. 83.

Mit der einen Hand spreize man die in der 6. Stellung befindlichen und zwar entgegenstemmenden Finger (Cap. I. S. 15 f.) der anderen Hand. Die übrigen Finger können dabei folgende Stellungen annehmen:

I. II. III. IV. V. VI. VII. VIII.

No. 84.

Mit der einen Hand spreize man die in der 8. Stellung befindlichen und zwar entgegenstemmenden Finger (Cap. I. S.

15 f.) der anderen Hand. Die übrigen Finger können dabei folgende Stellungen annehmen:

I. II. III. IV. V. VI. VII. VIII.

No. 85.

Mit der einen Hand spreize man die in der 2. Stellung befindlichen jedoch schlaffen Finger (Cap. I. S. 15 f.) der anderen Hand. Die übrigen Finger können dabei folgende Stellungen annehmen:

I. II. III. IV. V. VI. VII. VIII.

No. 86.

Mit der einen Hand spreize man die in der 4. Stellung befindlichen jedoch schlaffen Finger (Cap. I. S. 15 f.) der anderen Hand. Die übrigen Finger können dabei folgende Stellungen annehmen:

I. II. III. IV. V. VI. VII. VIII.

No. 87.

Mit der einen Hand spreize man die in der 6. Stellung befindlichen jedoch schlaffen Finger (Cap. I. S. 15 f.) der anderen Hand. Die übrigen Finger können dabei folgende Stellungen annehmen:

I. II. III. IV. V. VI. VII. VIII.

No. 88.

Mit der einen Hand spreize man die in der 8. Stellung befindlichen jedoch schlaffen Finger (Cap. I. S. 15 f.) der anderen Hand. Die übrigen Finger können dabei folgende Stellungen annehmen:

I. II. III. IV. V. VI. VII. VIII.

No. 89.

Man biege die Finger (Cap. I. S. 15 f.) bis sie auf den Handteller zu liegen kommen (Fig. 12 u. 13). Die übrigen Finger können dabei folgende Stellungen annehmen:

I. II. III. IV. V. VI. VII. VIII.

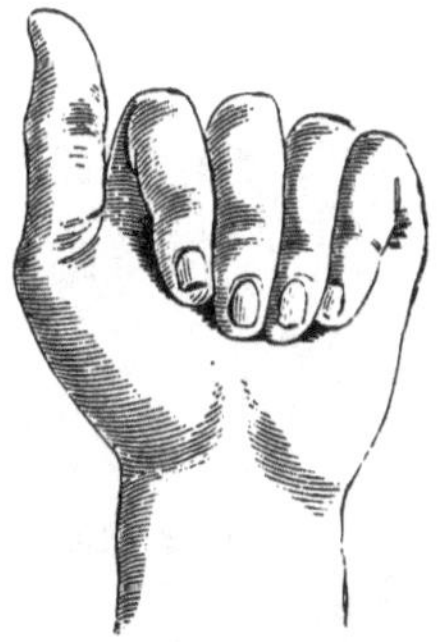

Fig. 12.

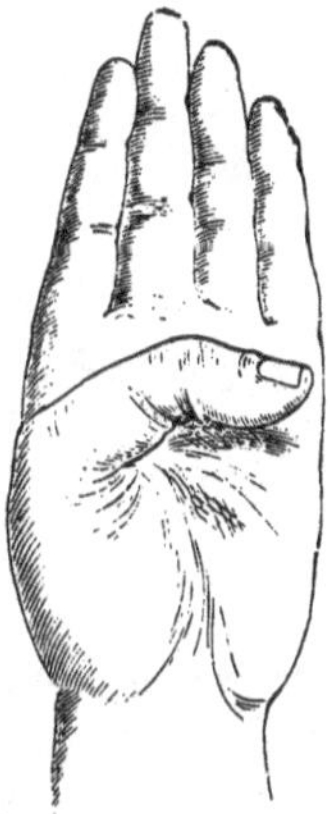

Fig. 13.

No. 90.

Man lege den Daumen unter die übrigen Finger und drücke ihn mit diesen. (Fig. 14.)

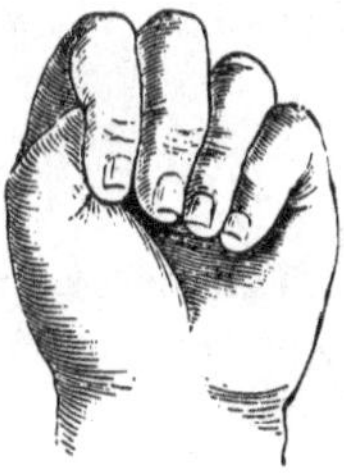

Fig. 14.

No. 91.

Man biege die Finger (Cap. I. S. 15 f.) aus der 1. Stellung möglichst weit nach dem Handrücken zu (Fig. 15.) Die übrigen Finger können dabei folgende Stellungen annehmen:

I. II. III. IV. V. VI. VII. VIII.

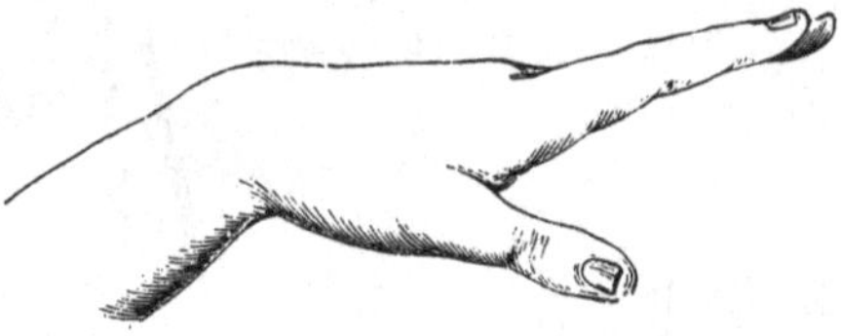

Fig. 15.

No. 92.

Man biege die Finger (Cap. I. S. 15 f.) aus der 2. Stellung möglichst weit nach dem Handrücken zu. Die übrigen Finger können dabei folgende Stellungen annehmen:

I. II. III. IV. V. VI. VII. VIII.

No. 93.

Man biege die Finger (Cap. I. S. 15 f.) aus der 5. Stellung möglichst weit nach dem Handrücken zu. Die übrigen Finger können dabei folgende Stellungen annehmen:

I. II. III. IV. V. VI. VII. VIII.

No. 94.

Man biege die Finger (Cap. I. S. 15 f.) aus der 6. Stellung möglichst weit nach dem Handrücken zu. Die übrigen Finger können dabei folgende Stellungen annehmen:

I. II. III. IV. V. VI. VII. VIII.

No. 95.

Man lege die Hände mit den Handtellern auf einander, so dass jeder Finger der einen Hand auf den entsprechenden Finger der anderen Hand zu liegen kömmt. Nun entfernt man die Handteller von einander und zwar so, dass die Finger mit der Handoberfläche einen rechten Winkel bilden. (Fig. 16.) Die Finger können bei dieser Uebung folgende Stellungen annehmen:

I. II. V. VI.

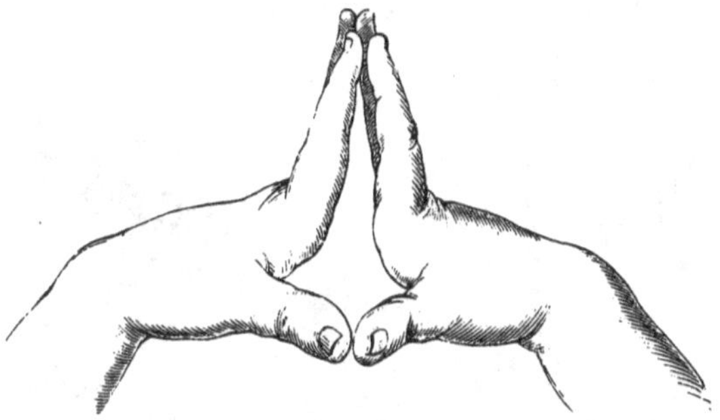

Fig. 16.

No. 96.

Man rüttele die Finger (Cap. I. S. 15 f.) in ihrem Grundgelenk. (Fig. 17.)

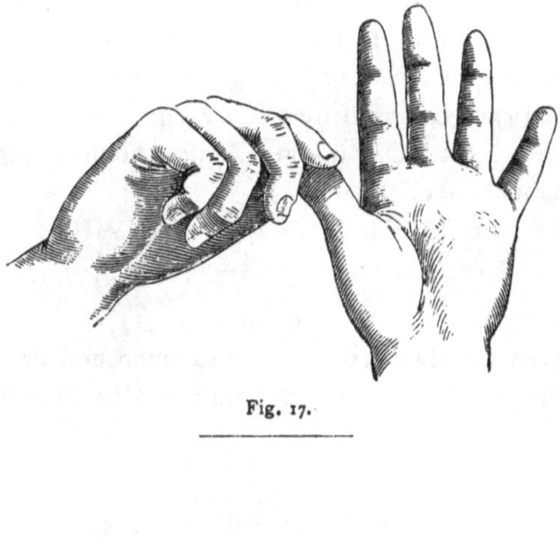

Fig. 17.

No. 97.

Man legt den Daumen an das Hauptglied jedes einzelnen Fingers derselben Hand und biegt ihn so, dass er mit eben dem Hauptglied eine runde Oeffnung bildet. (Fig. 18.) Die übrigen Finger können dabei folgende Stellungen annehmen:

I. II. III. IV. V. VI. VII. VIII.

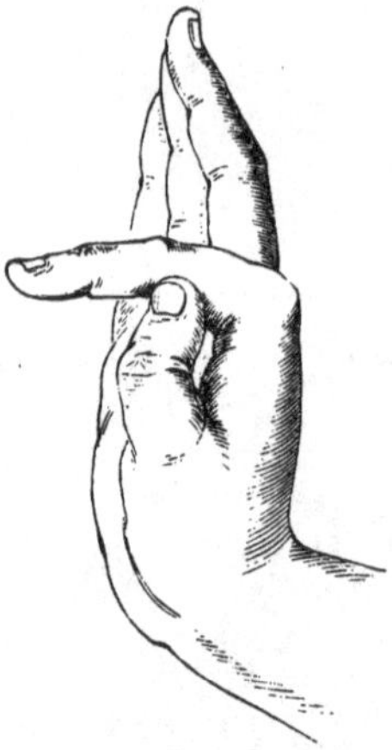

Fig. 18.

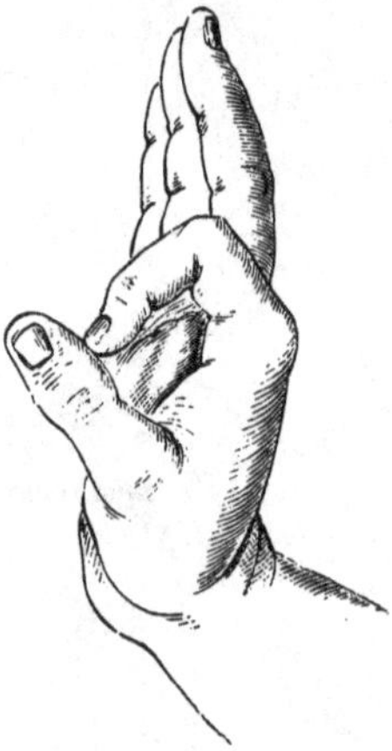

Fig. 19.

No. 98.

Man legt die Finger (Cap. I. S. 15 f.) so an den Daumen, als wenn man einen Nasenstüber geben wollte. In dieser Lage werden die dagegenstemmenden Finger vom Daumen zurückgedrängt. (Fig. 19.) Die übrigen Finger können dabei folgende Stellungen annehmen:

I. II. III. IV. V. VI. VII. VIII.

No. 99.

Man balle die Hand zur Faust zusammen und drücke in dieser Lage die Fingerspitzen möglichst stark in den Handteller ein.

No. 100.

Man lege die Fingerspitzen der einen Hand auf die Fingernägel der anderen und suche die dagegenstemmenden Finger dieser letzteren Hand mit den Fingern der ersteren so zu biegen, dass ihre Spitzen in einem Punkt sich vereinigen (Fig. 20). Diese Uebung muss nach (Cap. I. S. 15 f.) ausgeführt werden, wo jedoch nur die Uebungen zu berücksichtigen sind, wo der Daumen mit thätig ist. Die übrigen Finger können folgende Stellungen annehmen:

I. II. III. IV. V. VI. VII. VIII.

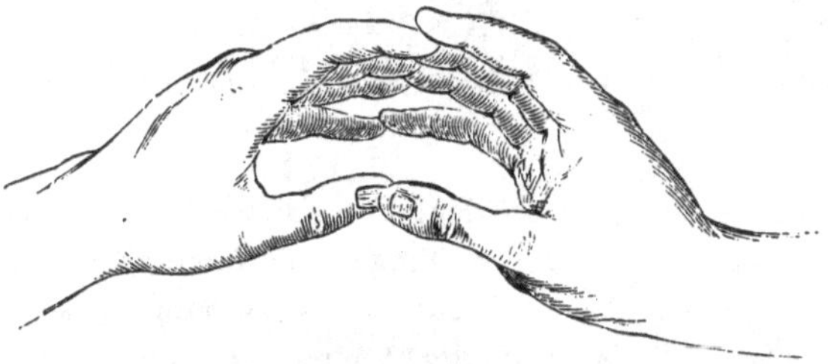

Fig. 20.

No. 101.

Jeder Finger beschreibe mit seiner Spitze Kreise

a. nach rechts,

b. nach links.

Die übrigen Finger können dabei folgende Stellungen annehmen:

I. II. III. IV. V. VI. VII. VIII.

No. 102.

Jeder Finger beschreibe mit seiner Spitze eine 8

a. nach rechts,

b. nach links.

Die übrigen Finger können dabei folgende Stellungen annehmen:

I. II. III. IV. V. VI. VII. VIII.

E. Uebungen mit Geräthen.

§ I. Spannbrett. (Fig. 21.)

Geräth: Auf einem 50 cm. langen, 10 cm. breiten Brette ist ein zweites, nach einer Seite sich verjüngendes Brett befestigt. Dieses ist 50 cm. lang, 12—15 mm. dick, 7 cm. an einem Ende, 4 cm. am anderen breit.

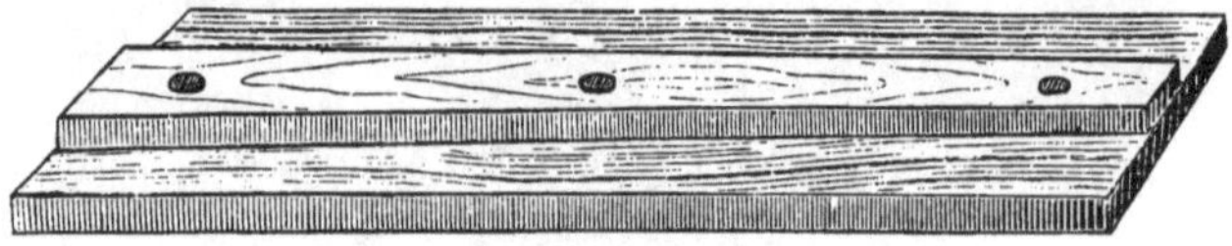

Fig. 21.

Handstellung: Man legt die Hand so auf das Geräth, dass der Daumen und der 5. Finger mit ihrer ganzen Länge an die eine Seite des oberen Brettes (12—15 mm. Dicke) gedrückt werden. Die Fingerspitzen der Finger: 2, 3 u. 4. stehen von der anderen Seite auf dem unteren Brette, und zwar möglichst weit von einander entfernt. (Fig. 22.)

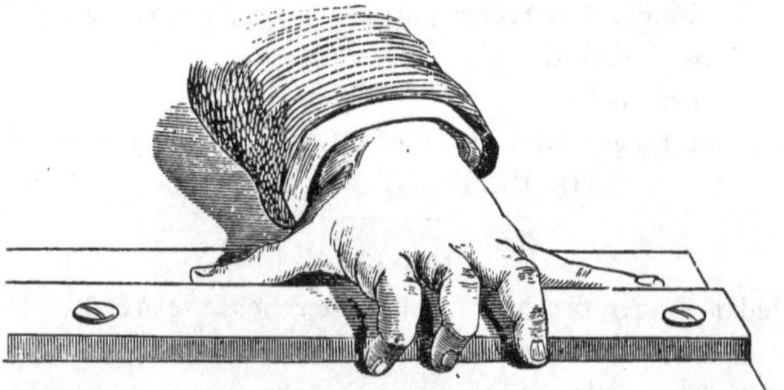

Fig. 22.

Uebung: In dieser Lage hebt man die Finger: 2. 3. 4. (Cap. I. S. 15 f.) hoch auf und drückt sie fest nieder.

---

§ II. Galgen. (Fig. 23.)

Geräth: Auf einem Brett stehen zwei eiserne Stäbe von 30 cm. Höhe. Oben sind sie durch einen eisernen Stab von 30 cm. Länge verbunden. An diesem letzteren ist ein Haken angebracht; ein zweiter Haken ihm gegenüber d. i. auf dem unteren Brett in der Mitte zwischen den beiden stehenden Stäben.

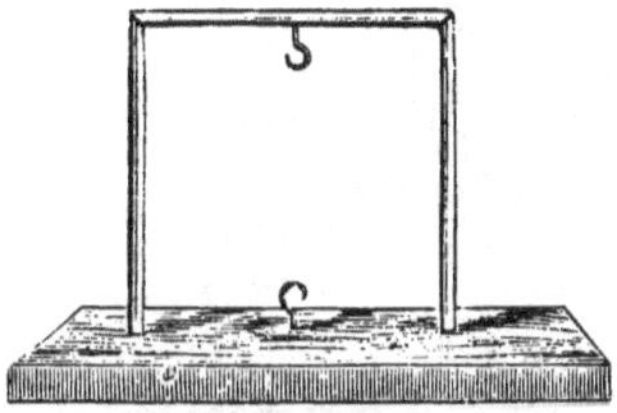

Fig. 23.

Ein halbkreisförmiger Ring von jeder Seite mit einer Oese versehen wird durch zwei Gummischnüre von 10 cm. Länge an einen kleinen Ring befestigt, den man, entsprechend der Uebung, an einen der beiden Haken hängt. Der halbkreisförmige Ring ist mit einer Guttapercharöhre zu überziehen. (Fig. 24.)

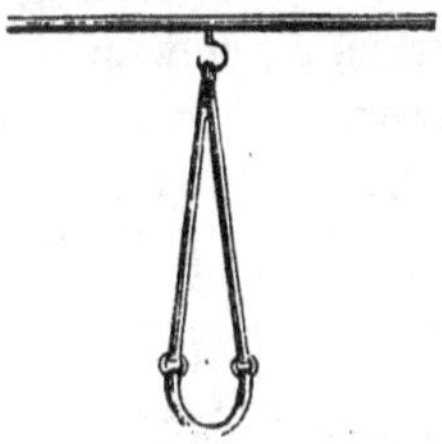

Fig. 24.

I. Handstellung: (Ring am oberen Haken). Man legt jeden einzelnen Finger in den Ring.

Uebungen in der ersten Handstellung:

No. 1.

Man lege jeden in der 1. Stellung befindlichen Finger mit seinem Endglied in den Ring und suche diesen so herabzuziehen, dass der Finger im Grundgelenk gebogen wird (Fig. 25). Die übrigen Finger können dabei folgende Stellungen annehmen:

I. II. III. IV. V. VI. VII. VIII.

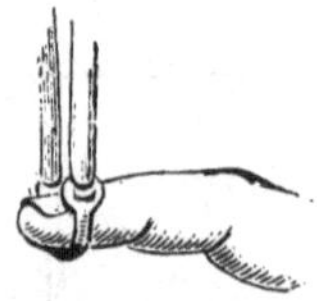

Fig. 25.

No. 2.

Man lege jeden in der 2. Stellung befindlichen Finger mit seinem Endglied in den Ring und suche diesen so herabzuziehen, dass der Finger im Grundgelenk gebogen wird. Die übrigen Finger können dabei folgende Stellungen annehmen:

I. II. III. IV. V. VI. VII. VIII.

No. 3.

Man lege jeden in der 3. Stellung befindlichen Finger mit seinem Endglied in den Ring und suche diesen so herabzuziehen, dass der Finger im Grundgelenk gebogen wird. Die übrigen Finger können dabei folgende Stellungen annehmen:

I. II. III. IV. V. VI. VII. VIII.

No. 4.

Man lege jeden in der 4. Stellung befindlichen Finger mit seinem Endglied in den Ring und suche diesen so herabzuziehen, dass der Finger im Grundgelenk gebogen wird. Die übrigen Finger können dabei folgende Stellungen annehmen:

I. II. III. IV. V. VI. VII. VIII.

No. 5.

Man lege jeden in der 5. Stellung befindlichen Finger mit seinem Hauptglied in den Ring und suche diesen so herabzuziehen, dass der Finger im Grundgelenk gebogen wird (Fig. 26). Die übrigen Finger können dabei folgende Stellungen annehmen:

I. II. III. IV. V. VI. VII. VIII.

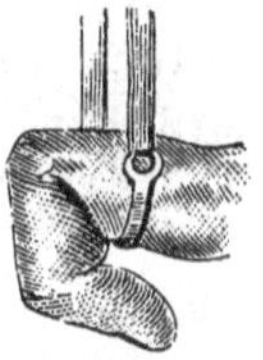

Fig. 26.

No. 6.

Man lege jeden in der 6. Stellung befindlichen Finger mit seinem Hauptglied in den Ring und suche diesen so herabzuziehen, dass der Finger im Grundgelenk gebogen wird. Die übrigen Finger können dabei folgende Stellungen annehmen:

I. II. III. IV. V. VI. VII. VIII.

No. 7.

Man lege jeden in der 7. Stellung befindlichen Finger mit seinem Hauptglied in den Ring und suche diesen so herabzuziehen, dass der Finger im Grundgelenk gebogen wird. Die übrigen Finger können dabei folgende Stellungen annehmen:

I. II. III. IV. V. VI. VII. VIII.

No. 8.

Man lege jeden in der 8. Stellung befindlichen Finger mit seinem Hauptglied in den Ring und suche diesen so herabzuziehen, dass der Finger im Grundgelenk gebogen wird. Die übrigen Finger können dabei folgende Stellungen annehmen:

I. II. III. IV. V. VI. VII. VIII.

No. 9.

Man lege jeden in der 1. Stellung befindlichen Finger mit seinem Endglied in den Ring und suche diesen so herabzuziehen, dass der Finger im Mittelgelenk gebogen wird. Die übrigen Finger können dabei folgende Stellungen annehmen:

I. II. III. IV. V. VI. VII. VIII.

No. 10.

Man lege jeden in der 2. Stellung befindlichen Finger mit seinem Endglied in den Ring und suche diesen so herabzuziehen, dass der Finger im Mittelgelenk gebogen wird. Die übrigen Finger können dabei folgende Stellungen annehmen:

I. II. III. IV. V. VI. VII. VIII.

No. 11.

Man lege jeden in der 3. Stellung befindlichen Finger mit seinem Endglied in den Ring und suche diesen so herabzuziehen, dass der Finger im Mittelgelenk gebogen wird. Die übrigen Finger können dabei folgende Stellungen annehmen:

I. II. III. IV. V. VI. VII. VIII.

No. 12.

Man lege jeden in der 4. Stellung befindlichen Finger mit seinem Endglied in den Ring und suche diesen so herabzuziehen, dass der Finger im Mittelgelenk gebogen wird. Die übrigen Finger können dabei folgende Stellungen annehmen:

I. II. III. IV. V. VI. VII. VIII.

No. 13.

Man lege jeden in der 5. Stellung befindlichen Finger mit seinem Endglied in den Ring und suche diesen so herabzuziehen, dass der Finger im Mittelgelenk gebogen wird. Die übrigen Finger können dabei folgende Stellungen annehmen:

I. II. III. IV. V. VI. VII. VIII.

No. 14.

Man lege jeden in der 6. Stellung befindlichen Finger mit seinem Endglied in den Ring und suche diesen so herabzuziehen, dass der Finger im Mittelgelenk gebogen wird. Die übrigen Finger können dabei folgende Stellungen annehmen:

I. II. III. IV. V. VI. VII. VIII.

No. 15.

Man lege jeden in der 7. Stellung befindlichen Finger mit seinem Endglied in den Ring und suche diesen so herabzuziehen, dass der Finger im Mittelgelenk gebogen wird. Die übrigen Finger können dabei folgende Stellungen annehmen:

I. II. III. IV. V. VI. VII. VIII.

No. 16.

Man lege jeden in der 8. Stellung befindlichen Finger mit seinem Endglied in den Ring und suche diesen so herabzuziehen, dass der Finger im Mittelgelenk gebogen wird. Die übrigen Finger können dabei folgende Stellungen annehmen:

I. II. III. IV. V. VI. VII. VIII.

No. 17.

Man lege jeden in der 1. Stellung befindlichen Finger mit seinem Endglied in den Ring und suche diesen so herabzuziehen, dass der Finger im Endgelenk gebogen wird. Die übrigen Finger können dabei folgende Stellungen annehmen:

I. II. III. IV. V. VI. VII. VIII.

No. 18.

Man lege jeden in der 2. Stellung befindlichen Finger mit seinem Endglied in den Ring und suche diesen so herabzuziehen, dass der Finger im Endgelenk gebogen wird. Die übrigen Finger können dabei folgende Stellungen annehmen:

I. II. III. IV. V. VI. VII. VIII.

No. 19.

Man lege jeden in der 3. Stellung befindlichen Finger mit seinem Endglied in den Ring und suche diesen so herabzuziehen, dass der Finger im Endgelenk gebogen wird. Die übrigen Finger können dabei folgende Stellungen annehmen:

I. II. III. IV. V. VI. VII. VIII.

No. 20.

Man lege jeden in der 4. Stellung befindlichen Finger mit seinem Endglied in den Ring und suche diesen so herabzuziehen, dass der Finger im Endgelenk gebogen wird. Die übrigen Finger können dabei folgende Stellungen annehmen:

I. II. III. IV. V. VI. VII. VIII.

II. Handstellung: (Ring am unteren Haken). Man legt den Ring um jeden einzelnen Finger.

Uebungen in der zweiten Handstellung:

No. 1.

Man lege den Ring um das Endglied eines jeden in der 1. Stellung befindlichen Fingers und suche ihn so nach oben zu ziehen, dass der Finger im Grundgelenk nach dem Handrücken zu gebogen wird (Fig. 27). Die übrigen Finger können dabei folgende Stellungen annehmen:

I. II. III. IV. V. VI. VII. VIII.

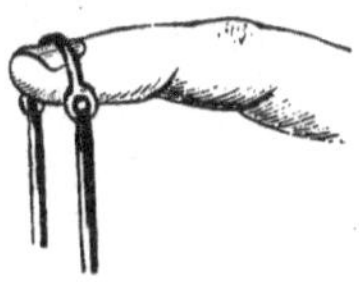

Fig 27.

No. 2.

Man lege den Ring um das Endglied eines jeden in der 2. Stellung befindlichen Fingers und suche ihn so nach oben zu ziehen, dass der Finger im Grundgelenk nach dem Handrücken zu gebogen wird. Die übrigen Finger können dabei folgende Stellungen annehmen:

I. II. III. IV. V. VI. VII. VIII.

No. 3.

Man lege den Ring um das Endglied eines jeden in der 3. Stellung befindlichen Fingers und suche ihn so nach oben zu ziehen, dass der Finger im Grundgelenk nach dem Handrücken zu gebogen wird. Die übrigen Finger können dabei folgende Stellungen annehmen:

I. II. III. IV. V. VI. VII. VIII.

No. 4.

Man lege den Ring um das Endglied eines jeden in der 4. Stellung befindlichen Fingers und suche ihn so nach oben zu ziehen, dass der Finger im Grundgelenk nach dem Handrücken zu gebogen wird. Die übrigen Finger können dabei folgende Stellungen annehmen:

I. II. III. IV. V. VI. VII. VIII.

No. 5.

Man lege den Ring um das Hauptglied eines jeden in der 5. Stellung befindlichen Fingers und suche ihn so nach oben zu ziehen, dass der Finger im Grundgelenk nach dem Handrücken zu gebogen wird (Fig. 28). Die übrigen Finger können dabei folgende Stellungen annehmen:

I. II. III. IV. V. VI. VII. VIII.

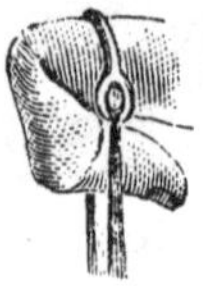

Fig. 28.

No. 6.

Man lege den Ring um das Hauptglied eines jeden in der 6. Stellung befindlichen Fingers und suche ihn so nach oben zu ziehen, dass der Finger im Grundgelenk nach dem Handrücken zu gebogen wird. Die übrigen Finger können dabei folgende Stellungen annehmen:

I. II. III. IV. V. VI. VII. VIII.

No. 7.

Man lege den Ring um das Hauptglied eines jeden in der 7. Stellung befindlichen Fingers und suche ihn so nach oben zu ziehen, dass der Finger im Grundgelenk nach dem Handrücken zu gebogen wird. Die übrigen Finger können dabei folgende Stellungen annehmen:

I. II. III. IV. V. VI. VII. VIII.

No. 8.

Man lege den Ring um das Hauptglied eines jeden in der 8. Stellung befindlichen Fingers und suche ihn so nach oben zu ziehen, dass der Finger im Grundgelenk nach dem Handrücken zu gebogen wird. Die übrigen Finger können dabei folgende Stellungen annehmen:

I. II. III. IV. V. VI. VII. VIII.

No. 9.

Man lege den Ring um das Endglied eines jeden in der 1. Stellung befindlichen Fingers und suche ihn so nach oben zu ziehen, dass der Finger im Mittelgelenk nach dem Handrücken zu gebogen wird. Die übrigen Finger können dabei folgende Stellungen annehmen:

I. II. III. IV. V. VI. VII. VIII.

No. 10.

Man lege den Ring um das Endglied eines jeden in der 2. Stellung befindlichen Fingers und suche ihn so nach oben zu ziehen, dass der Finger im Mittelgelenk nach dem Handrücken zu gebogen wird. Die übrigen Finger können dabei folgende Stellungen annehmen:

I. II. III. IV. V. VI. VII. VIII.

No. 11.

Man lege den Ring um das Endglied eines jeden in der 3. Stellung befindlichen Fingers und suche ihn so nach oben zu ziehen, dass der Finger im Mittelgelenk nach dem Handrücken zu gebogen wird. Die übrigen Finger können dabei folgende Stellungen annehmen:

I. II. III. IV. V. VI. VII. VIII.

No. 12.

Man lege den Ring um das Endglied eines jeden in der 4. Stellung befindlichen Fingers und suche ihn so nach oben zu ziehen, dass der Finger im Mittelgelenk nach dem Handrücken zu gebogen wird. Die übrigen Finger können dabei folgende Stellungen annehmen:

I. II. III. IV. V. VI. VII. VIII.

No. 13.

Man lege den Ring um das Endglied eines jeden in der 5. Stellung befindlichen Fingers und suche ihn so nach oben zu ziehen, dass der Finger im Mittelgelenk nach dem Handrücken zu gebogen wird. Die übrigen Finger können dabei folgende Stellungen annehmen:

No. 14.

Man lege den Ring um das Endglied eines jeden in der 6. Stellung befindlichen Fingers und suche ihn so nach oben zu ziehen, dass der Finger im Mittelgelenk nach dem Handrücken zu gebogen wird. Die übrigen Finger können dabei folgende Stellungen annehmen:

I. II. III. IV. V. VI. VII. VIII.

No. 15.

Man lege den Ring um das Endglied eines jeden in der 7. Stellung befindlichen Fingers und suche ihn so nach oben zu ziehen, dass der Finger im Mittelgelenk nach dem Handrücken zu gebogen wird. Die übrigen Finger können dabei folgende Stellungen annehmen:

I. II. III. IV. V. VI. VII. VIII.

No. 16.

Man lege den Ring um das Endglied eines jeden in der 8. Stellung befindlichen Fingers und suche ihn so nach oben zu ziehen, dass der Finger im Mittelgelenk nach dem Handrücken zu gebogen wird. Die übrigen Finger können dabei folgende Stellungen annehmen:

I. II. III. IV. V. VI. VII. VIII.

No. 17.

Man lege den Ring um das Endglied eines jeden in der 1. Stellung befindlichen Fingers und suche ihn so nach oben zu ziehen, dass der Finger im Endgelenk nach dem Handrücken zu gebogen wird. Die übrigen Finger können dabei folgende Stellungen annehmen:

I. II. III. IV. V. VI. VII. VIII.

No. 18.

Man lege den Ring um das Endglied eines jeden in der 2. Stellung befindlichen Fingers und suche ihn so nach oben zu ziehen, dass der Finger im Endgelenk nach dem Handrücken zu gebogen wird. Die übrigen Finger können dabei folgende Stellungen annehmen:

I. II. III. IV. V. VI. VII. VIII.

No. 19.

Man lege den Ring um das Endglied eines jeden in der 3. Stellung befindlichen Fingers und suche ihn so nach oben zu ziehen, dass der Finger im Endgelenk nach dem Handrücken zu gebogen wird. Die übrigen Finger können dabei folgende Stellungen annehmen:

I. II. III. IV. V. VI. VII. VIII.

No. 20.

Man lege den Ring um das Endglied eines jeden in der 4. Stellung befindlichen Fingers und suche ihn so nach oben zu ziehen, dass der Finger im Endgelenk nach dem Handrücken zu gebogen wird. Die übrigen Finger können dabei folgende Stellungen annehmen:

I. II. III. IV. V. VI. VII. VIII.

§ III. **Gummizange.** (Fig. 29.)

Geräth I: Zwei eiserne runde Stäbchen von 20 cm. Länge, die oben die umgekehrte Form des Spanners (s. Cap. I. S. 68, Hülfsgeräthe) haben, unten durch ein Scharnier verbunden sind

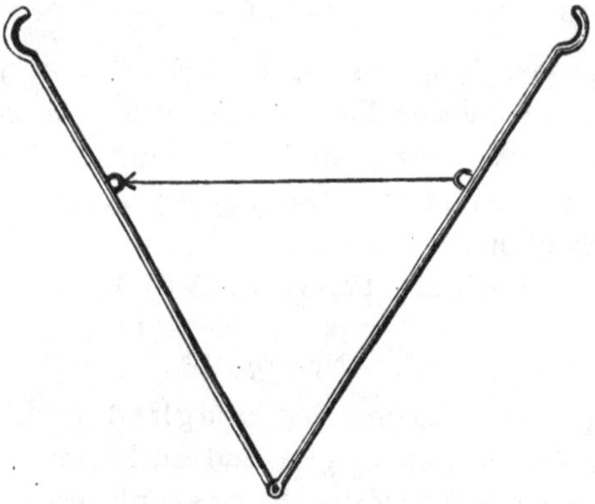

Fig. 29.

und durch eine an sie befestigte Gummischnur aneinander gezogen werden. Man thut gut die Enden der Stäbchen mit einer schmalen Guttapercharöhre zu überziehen.

Geräth II: Dieses besteht aus einer starken, gebogenen Feder, die an ihren Enden hakenförmig geformt ist. Letztere sind mit schmalen Guttapercharöhren zu überziehen. (Fig. 30.)

Geräth III: Dieses bildet eine Vereinigung von Zange (s. S. 57) und Gummizange. Ein gemeinschaftliches Scharnier hält sie zusammen. Hier ist die Gummischnur überflüssig, da sie die Feder der Zange vertritt. (Fig. 31.)

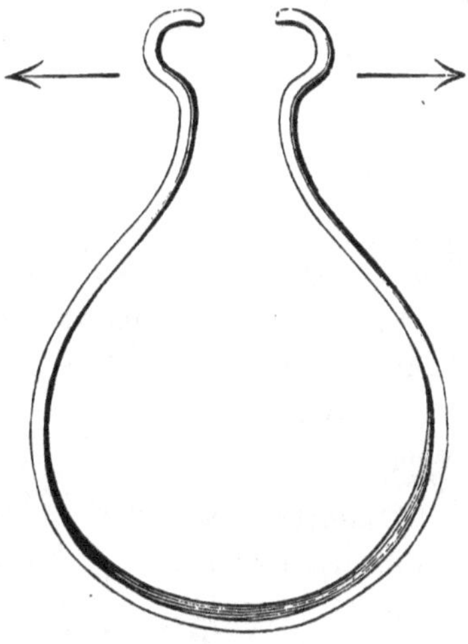

Fig. 30.

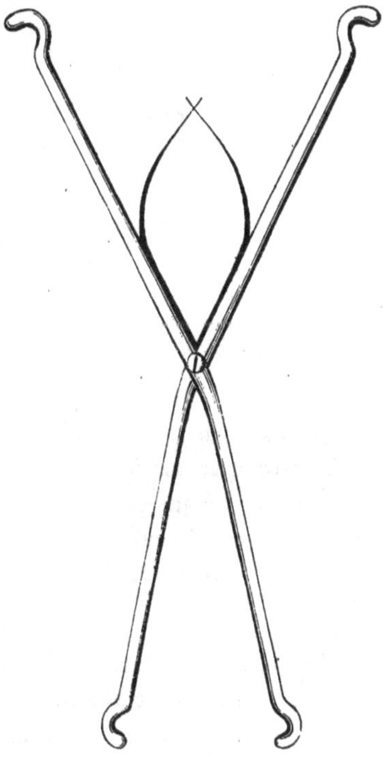

Fig. 31.

Handstellung: Man legt das Geräth so an die Finger, dass sie in seine hakenförmigen Vertiefungen zu liegen kommen. (Fig. 32. S. nächste Seite.)

Uebungen:

No. 1.

Je zwei in der 2. Stellung befindliche Finger (Cap. I. S. 15 f.) werden an ihren Endgliedern vom Geräth umfasst und suchen die Stäbchen von einander zu entfernen. Die übrigen Finger können dabei folgende Stellungen annehmen:

I. II. III. IV. V. VI. VII. VIII.

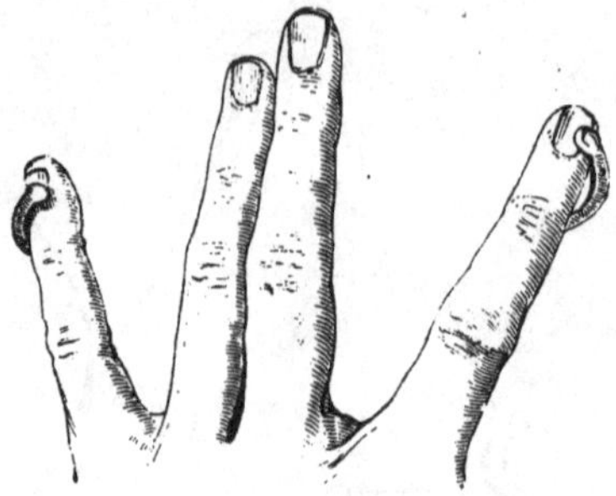

Fig. 32.

No. 2.

Je zwei in der 4. Stellung befindliche Finger (Cap. I. S. 15 f.) werden an ihren Endgliedern vom Geräth umfasst und suchen die Stäbchen von einander zu entfernen. Die übrigen Finger können dabei folgende Stellungen annehmen:

I. II. III. IV. V. VI. VII. VIII.

No. 3.

Je zwei in der 6. Stellung befindliche Finger (Cap. I. S. 15 f.) werden an ihren Endgliedern vom Geräth umfasst und suchen

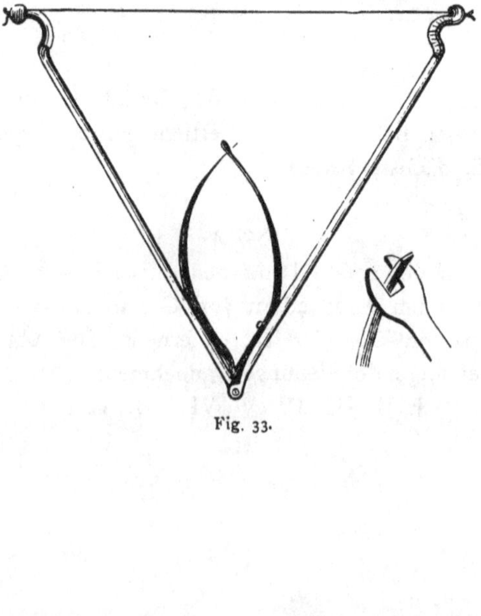

Fig. 33.

die Stäbchen von einander zu entfernen. Die übrigen Finger können dabei folgende Stellungen annehmen:

I II. III. IV. V. VI. VII. VIII.

No. 4.

Je zwei in der 8. Stellung befindliche Finger (Cap. I. S. 15 f.) werden an ihren Endgliedern vom Geräth umfasst und suchen die Stäbchen von einander zu entfernen. Die übrigen Finger können dabei folgende Stellungen annehmen:

I. II. III. IV. V. VI. VII. VIII.

---

§ **IV. Zange.** (Fig. 33. S. vor. Seite.)

Geräth I: Zwei eiserne runde Stäbchen von 20 cm. Länge, die oben die Form des Spanners haben, unten durch ein Scharnier verbunden sind und durch eine zwischen ihnen angebrachte

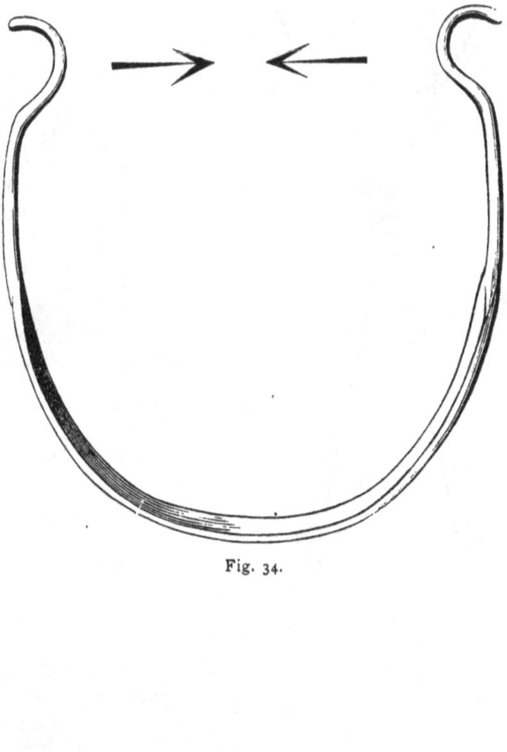

Fig. 34.

Feder auseinander gehalten werden. Man thut gut die Stäbchen oben mit einer schmalen Guttapercharöhre zu überziehen. Man kann sie auch mit einer Darmsaite verbinden, damit sie nicht beim Abnehmen der Finger auseinander fallen.

Geräth II: Dieses besteht aus einer starken, gebogenen Feder, die an ihren Enden hakenförmig geformt ist. Letztere sind mit schmalen Guttapercharöhren zu überziehen. (Fig. 34. S. vor. Seite.)

Geräth III: Siehe die Beschreibung von Fig. 31. (Fig. 35.)

Handstellung: Man legt das Geräth so an die Finger, dass sie in seine hakenförmigen Vertiefungen zu liegen kommen. (Fig. 36.)

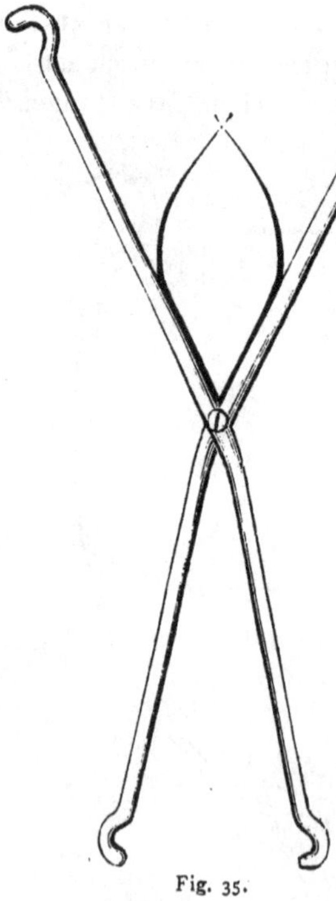

Fig. 35.

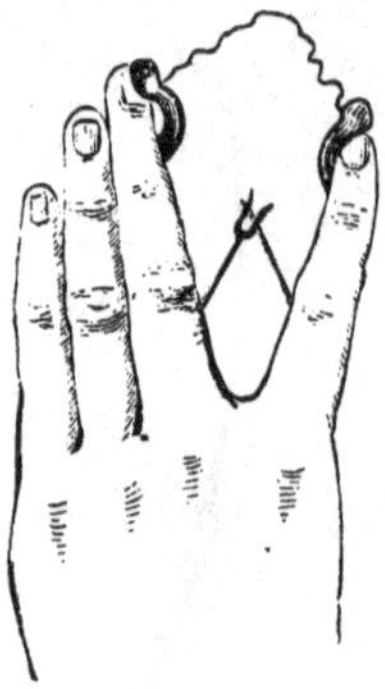

Fig. 36.

Uebungen:

No. 1.

Je zwei in der 2. Stellung befindliche Finger (Cap. I. S. 15 f.) umfassen mit ihren Endgliedern das Geräth und suchen die Stäbchen einander zu nähern. Die übrigen Finger können dabei folgende Stellungen annehmen:

I. II. III. IV. V. VI. VII. VIII.

No. 2.

Je zwei in der 4. Stellung befindliche Finger (Cap. I. S. 15 f.) umfassen mit ihren Endgliedern das Geräth und suchen die Stäbchen einander zu nähern. Die übrigen Finger können dabei folgende Stellungen annehmen:

I. II. III. IV. V. VI. VII. VIII.

No. 3.

Je zwei in der 6. Stellung befindliche Finger (Cap. I. S. 15 f.) umfassen mit ihren Endgliedern das Geräth und suchen die Stäbchen einander zu nähern. Die übrigen Finger können dabei folgende Stellungen annehmen:

I. II. III. IV. V. VI. VII. VIII.

No. 4.

Je zwei in der 8. Stellung befindliche Finger (Cap. I. S. 15 f.) umfassen mit ihren Endgliedern das Geräth und suchen die Stäbchen einander zu nähern. Die übrigen Finger können dabei folgende Stellungen annehmen:

I. II. III. IV. V. VI. VII. VIII.

---

§ V. Guttaperchacylinder.

Geräth: Guttaperchacylinder von verschiedenen Dimensionen. (Fig. 37. S. nächste Seite.)

Handstellung: Man steckt je einen Cylinder zwischen die Finger 2. 3. 4. 5. (Fig. 38. S. nächste Seite.)

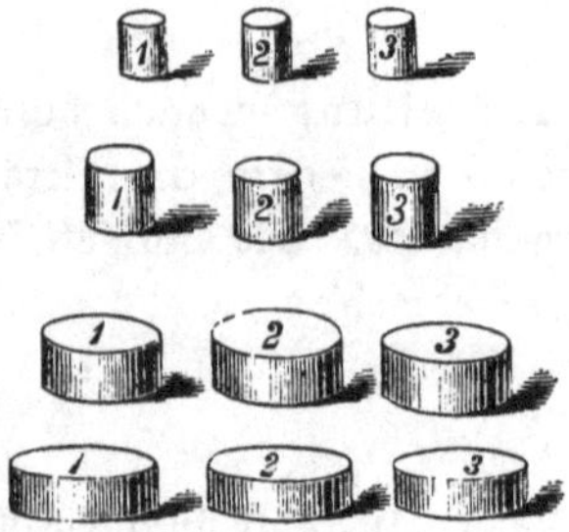

Fig. 37.

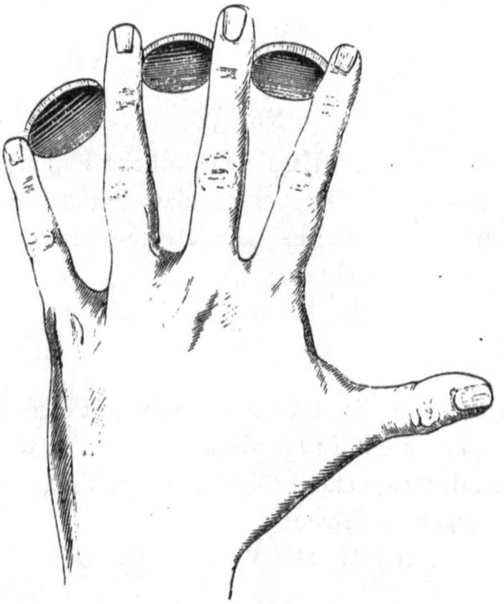

Fig. 38.

Uebungen:

No. 1.

(Cylinder = 2 cm. Durchmesser, $1^1/_2$ cm. Länge.)

Man stecke die Cylinder zwischen die Hauptglieder der in der 2. Stellung befindlichen Finger und bringe diese abwechselnd in die 2. und 6. Stellung (Cap. I. S. 15 f.). Die übrigen Finger können in der 2. Stellung bleiben. Der Daumen aber muss beim Ueben möglichst weit vom 2. Finger entfernt werden, was geschehen kann, indem man ihn an den Körper anstemmt.

No. 2.

(Cylinder = $2\frac{1}{2}$ cm. Durchmesser, $1\frac{1}{2}$ cm. Länge.)

Man stecke die Cylinder zwischen die Mittelglieder der in der 2. Stellung befindlichen Finger und bringe diese abwechselnd in die 2. und 6. Stellung. Der Daumen aber muss beim Ueben möglichst weit vom 2. Finger entfernt werden, was geschehen kann, indem man ihn an den Körper anstemmt.

No. 3.

(Cylinder (oval) = 3 cm. und 2 cm. Durchmesser, $1\frac{1}{2}$ cm. Länge.)

Man stecke die Cylinder zwischen die Endglieder der in der 2. Stellung befindlichen Finger und bringe diese abwechselnd in die 2. und 6. Stellung. Der Daumen aber muss beim Ueben möglichst weit vom 2. Finger entfernt werden, was geschehen kann, indem man ihn an den Körper anstemmt. (Fig. 38.)

No. 4.

(Cylinder = $1\frac{1}{2}$ cm. Durchmesser, $1\frac{1}{2}$ cm. Länge.)

Man stecke die Cylinder zwischen die Hauptglieder der in der 4. Stellung befindlichen Finger und bringe diese abwechselnd in die 4. und 8. Stellung (Cap. I. S. 15 f.). Die übrigen Finger können in der 4. Stellung bleiben. Der Daumen aber muss beim Ueben möglichst weit vom 2. Finger entfernt werden, was geschehen kann, indem man ihn an den Körper anstemmt.

No. 5.

(Cylinder = $1\frac{1}{2}$ cm. Durchmesser, $1\frac{1}{2}$ cm. Länge.)

Man stecke die Cylinder zwischen die Mittelglieder der in der 4. Stellung befindlichen Finger und bringe diese abwechselnd in die 4. und 8. Stellung. Der Daumen aber muss beim Ueben möglichst weit vom 2. Finger entfernt werden, was geschehen kann, indem man ihn an den Körper anstemmt.

§ VI. Barrière. (Fig. 39.)

Geräth: Zwei rechtwinkelig an einander gefügte Stäbe von 20 cm. Länge und 3 cm. Durchmesser, die auf drei eisernen, in zwei rechtwinkelig zusammengefügte Bretter eingeschraubten Stäbchen von 10 cm. Höhe ruhen.

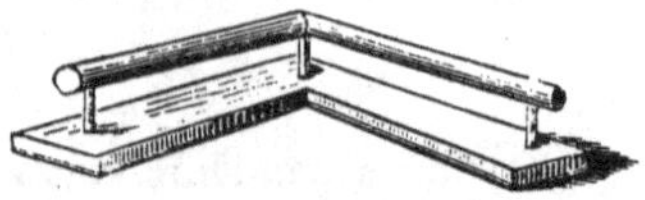

Fig. 39.

Handstellung 1: Man legt die Finger so auf das Geräth, dass der Daumen auf einen Stab, die übrigen vier Finger auf den anderen Stab zu liegen kommen.

Uebungen I:

No. 1.

Man legt die in der 2. Stellung befindlichen Finger so auf die Stäbe, dass der Daumen, der 2. und der 5. Finger mit ihren Endgliedern, der 3. und 4. Finger mit ihren Mittelgliedern auf sie zu liegen kommen. In dieser Stellung hebe man die Finger (Cap. I. S. 15 f.) hoch auf und drücke sie fest nieder.

No. 2.

Man legt die in der 6. Stellung befindlichen Finger so auf die Stäbe, dass die Finger mit ihren Endgelenken auf sie zu liegen kommen. In dieser Stellung hebe man die Finger (Cap. I. S. 15 f.) hoch auf und drücke sie fest nieder.

Handstellung II: Man legt die Finger so auf das Geräth, dass der Daumen und die übrigen Finger nur auf einen Stab zu liegen kommen, doch so, dass der Daumen sich unterhalb des 2. Fingers befindet.

Uebungen II:

No. 1.

Man legt die in der 4. Stellung befindlichen Finger so auf einen Stab, dass der Daumen, der 2. und der 5. Finger mit ihren Endgliedern, der 3. und 4. Finger mit ihren Endgelenken auf ihn zu liegen kommen. In dieser Stellung hebe man die Finger (Cap. I. S. 15 f.) hoch auf und drücke sie fest nieder.

No. 2.

Man legt die in der 8. Stellung befindlichen Finger so auf einen Stab, dass die Finger mit ihren Endgelenken auf ihn zu liegen kommen. In dieser Stellung hebe man die Finger (Cap. I. S. 15 f.) hoch auf und drücke sie fest nieder.

---

§ VII. Stumme Claviatur.

Geräth: Eine stumme Claviatur, deren Tasten auf starken Federn ruhen. Drei Oktaven sind ausreichend.

Handstellungen: Man setzt die Finger in natürlicher, ungezwungener Stellung auf die Tasten;

a. in chromatischer Reihenfolge, und zwar von jeder Taste anfangend;
b. in diatonischer Reihenfolge, und zwar in allen Tonarten;
c. in verminderten Septimenaccorden, und zwar von jeder Taste anfangend.

Uebung: In diesen Stellungen hebe man die Finger (Cap. I. S. 15 f.) hoch auf und drücke sie fest nieder.

---

§ VIII. Stock. (Fig. 40.)

Geräth I: (für Bläser). Ein dem Holzblasinstrument an Länge und Dicke entsprechender Stab. Der als Clarinette und der als Oboe gebrauchte Stab *(a)* hat einen Haken *(h)* für den Daumen der rechten Hand und ist am oberen Ende abgerundet.

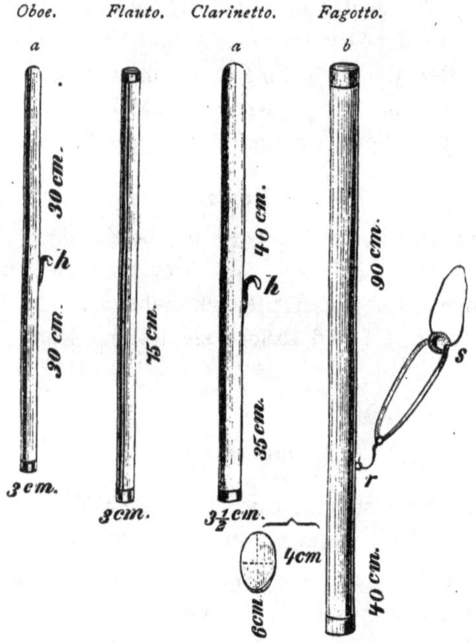

Fig. 40.

Der als Fagott gebrauchte Stab *(b)* hat einen kleinen Ring *(r)*, an den eine mit einem Haken versehene Schnur *(s)* befestigt wird. Der Durchschnitt des zuletzt erwähnten Stabes ist oval. Die Stäbe können an ihren Enden mit einem Metallring umfasst werden. Die Maase der Stäbe sind aus der Zeichnung (Fig. 40) zu ersehen.

Handstellung I: Man bringt den Stab in die Stellung, als wenn man ihn als Instrument benutzen wollte und legt auf ihn die Finger zwar in natürlicher und ungezwungener Stellung, doch in möglichst grossen Abständen von einander.

Uebung I: In dieser Stellung hebe man die Finger (Cap. I. S. 15 f.) hoch auf und drücke sie fest nieder.

Geräth II: (für Streichinstrumentspieler). Ein dem Streichinstrument an Länge entsprechender Stab. Eine genauere Beschreibung der als Streichinstrumente gebrauchten Stäbe befindet sich Cap. II. S. 81.

Handstellung II: Man bringt den Stab in die Stellung, als wenn man ihn als Instrument benutzen wollte und stellt auf ihn die Finger der linken Hand zwar in natürlicher und ungezwungener Stellung, doch in möglichst grossen Abständen von einander.

Uebung II: In dieser Stellung hebe man die Finger (Cap. I. S. 15 f.) hoch auf und drücke sie fest nieder.

§ IX. Wellenholz. (Fig. 41. S. nächste Seite.)

Geräth I: (für Bläser). Ein dem Holzblasinstrument an Länge und Dicke entsprechender, wellenförmig gestalteter Stab. Die Vertiefungen müssen eine Breite von $1\frac{1}{2}$ cm. haben. Das als Fagott gebrauchte Wellenholz hat einen kleinen Ring, an den eine mit einem Haken versehene Schnur befestigt wird. Der Durchschnitt des zuletzt erwähnten Wellenholzes ist oval. Die Maasse der Wellenhölzer sind gleich denen der Stäbe.

Handstellung I: Man bringt das Wellenholz in die Stellung, als wenn man es als Instrument benutzen wollte und legt auf dasselbe die Finger zwar in natürlicher und ungezwungener Stellung doch so, dass jeder Finger in eine Vertiefung zu liegen kommt. Der Geübtere kann zwischen jedem Finger eine Vertiefung auslassen.

Uebung I: In dieser Stellung hebe man die Finger (Cap. I S. 15 f.) hoch auf und drücke sie fest nieder.

Geräth II: (für Streichinstrumentspieler). Ein dem Streichinstrument an Länge entsprechender, an einem Ende 20 cm. weit wellenförmig gestalteter Stab. (Fig. 42.) Die Maasse der

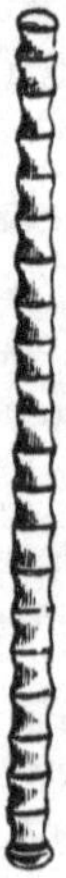

Fig. 41.

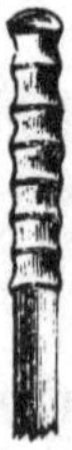

Fig. 42.

Wellenhölzer sind gleich denen der Stäbe. Eine genauere Beschreibung der als Streichinstrumente gebrauchten Wellenhölzer befindet sich Cap. II. S. 81.

Handstellung II: Man bringt das Wellenholz in die Stellung, als wenn man es als Instrument benutzen wollte und stellt auf dasselbe die Finger der linken Hand zwar in natürlicher und ungezwungener Stellung doch so, dass jeder Finger in eine Vertiefung zu stehen kommt. Der Geübtere kann zwischen jedem Finger eine Vertiefung auslassen. (Fig. 43.)

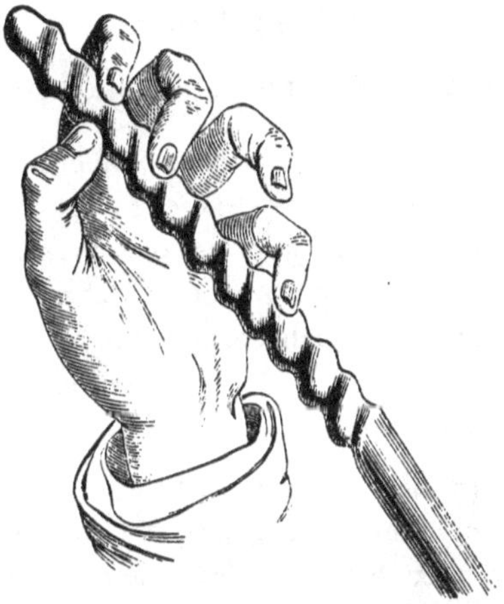

Fig. 43.

Uebung II: In dieser Stellung hebe man die Finger (Cap. I. S. 15 f.) hoch auf und drücke sie fest nieder.

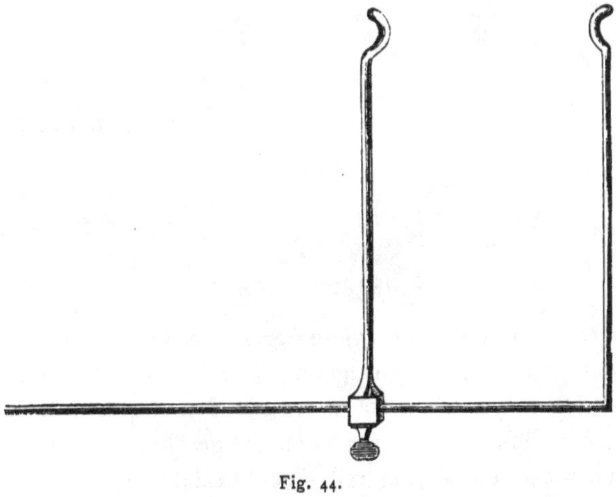

Fig. 44.

§ X. Hülfsgeräthe.

I. Spanner. (Fig. 44. S. vor. Seite).

Geräth: Ein eisernes viereckiges Stäbchen 20 cm. lang, an dessen einem Ende ein rundes Stäbchen im rechten Winkel angebracht ist. Dieses, 10 cm. lang, ist oben hakenförmig gekrümmt und ihm parallel ist ein ganz eben solches Stäbchen auf dem viereckigen Stäbchen verschiebbar und kann event. festgeschraubt werden. Die hakenförmigen Enden sind mit einer schmalen Guttapercharöhre zu überziehen.

Anwendung: Dieses Hülfsgeräth ist da überall anzuwenden, wo die bei einer Uebung nicht thätigen Finger in ihrer ursprünglich gewählten Stellung nicht bleiben wollen. (Fig. 45.)

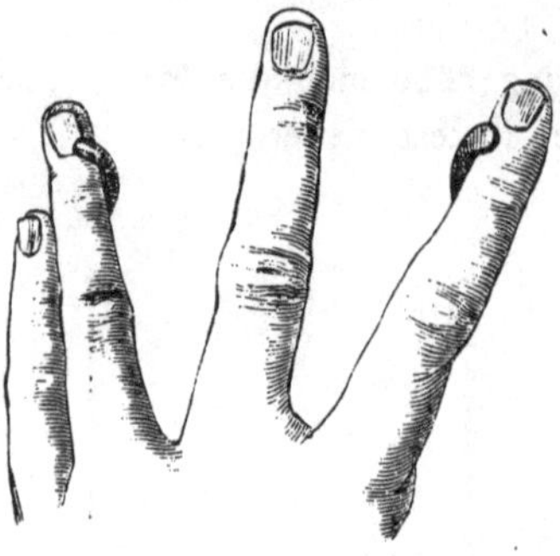

Fig. 45.

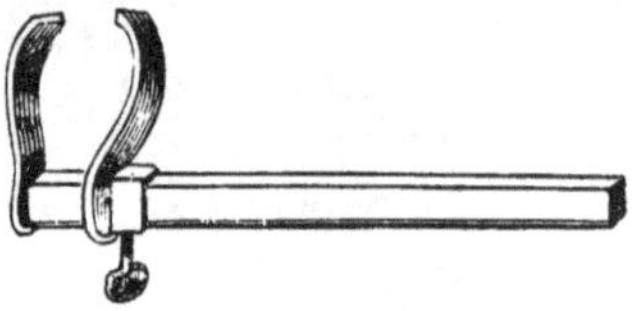

Fig. 46.

II. Koppel. (Fig. 46.)

Geräth: Ein eisernes viereckiges Stäbchen von 5 cm. Länge, an dessen einem Ende ein gebogenes Plättchen angebracht ist. Ein ganz ebensolches Plättchen ist auf dem viereckigen Stäbchen verschiebbar und kann eventuell festgeschraubt werden. Die Plättchen müssen inwendig mit Tuch beklebt sein.

Anwendung: Dieses Hülfsgeräth ist da anzuwenden, wo zwei bei einer Uebung nicht thätige und zwar benachbarte Finger in der nöthigen Stellung nicht bleiben wollen.

III. Spreizer.

Geräth: Ein etwas gerundetes Eisenplättchen $1\frac{1}{2}$ cm. breit und $1\frac{1}{2}$ cm. lang, an dessen erhabener Seite eine Art von Scharnier angebracht ist. Je ein Plättchen wird an jedes Ende eines schmalen, eisernen, von beiden Seiten mit einem Einschnitt versehenen Stäbchens gehängt: Die Plättchen müssen inwendig mit Tuch beklebt werden. (Fig. 47 u. 48.)

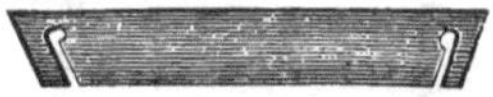

Fig 47.

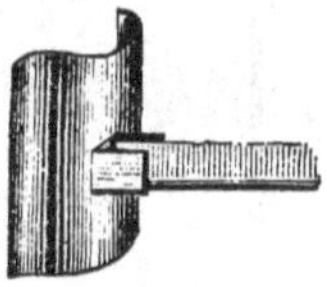

Fig. 48.

Anwendung: Dieses Hülfsgeräth ist da anzuwenden, wo zwei bei einer Uebung nicht thätige, benachbarte Finger in der nöthigen Stellung nicht bleiben wollen. (Fig. 49.)

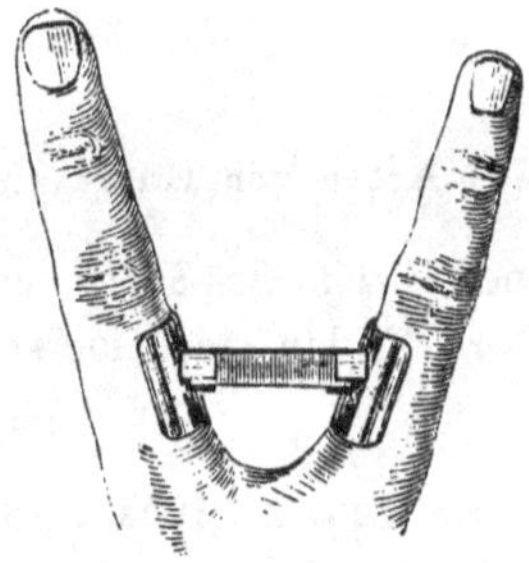

Fig. 49.

IV. Haken.

Geräthe: Eiserne Haken von 20 cm. Länge. Oben sind sie mit einer schmalen Guttapercharöhre zu überziehen.

Anwendung: Diese Hülfsgeräthe kann der Lehrer beim Unterricht der Fingerübungen statt seiner Hand anwenden. (Fig. 50, 51, 52 u. 53.)

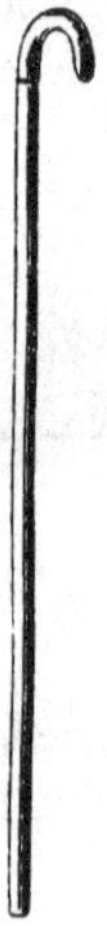

Fig. 50.

Fig. 51.

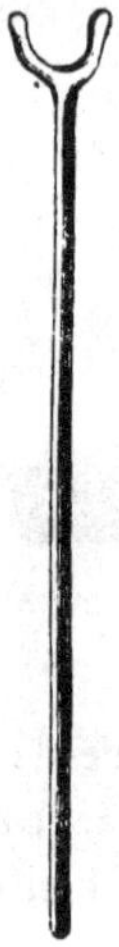

Fig. 52.

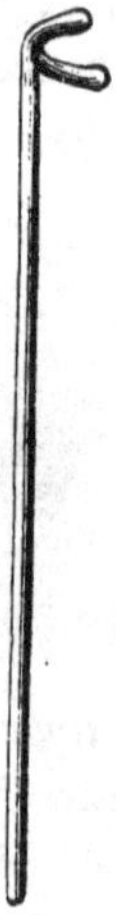

Fig. 53.

V. Zwei Arten von Hülfszangen.

Geräthe; Eiserne durch ein Scharnier verbundene Haken von 20 cm. Länge. Ihre Enden sind mit schmalen Guttapercharöhren zu überziehen.

Anwendung: Diese beiden Hülfsgeräthe kann der Lehrer beim Unterricht der Freiübungen statt seiner Hände gebrauchen. (Fig. 54 u. 55.)

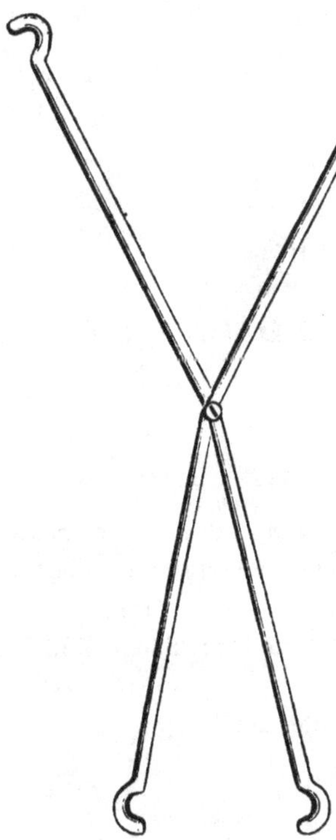

Fig. 54.

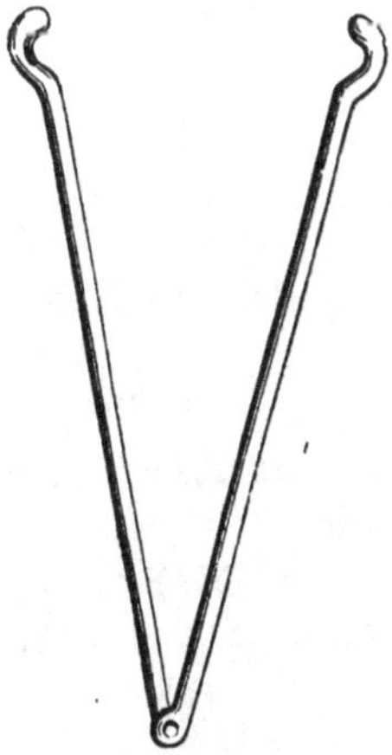

Fig. 55.

Zweites Capitel.

Handgelenkübungen.

A. Art und Weise des Uebens.

Bei den Handgelenkübungen ist Folgendes zu beobachten:

1. Der Unterarm muss, während die Hand im Gelenk gebogen wird, die grösste Ruhe bewahren. Ausnahme bildet freilich ein Theil der Bogenübungen. (Ganze Bogenlänge und Mittelstrich).

2. Die Ellenbogen halte man dicht am Körper. (Ausnahme: Ganze Bogenlänge.)

B. Freiübungen.

a. Mit nach oben gekehrter Hohlhand.

No. 1.

Man bewege die Hände auf und ab. Die Finger können dabei folgende Stellungen annehmen:

I. II. III. IV. V. VI. VII. VIII.

No. 2.

Man bewege die Hände nach rechts und nach links. (Fig. 56.) Die Finger können dabei folgende Stellungen annehmen:

I. II. III. IV. V. VI. VII. VIII.

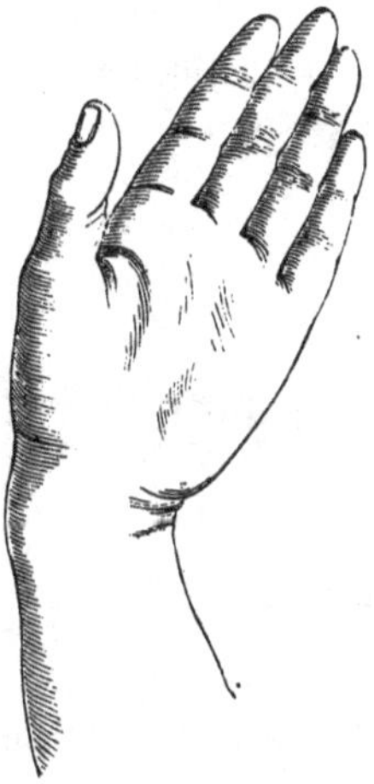

Fig. 56.

No. 3.

Die Hände beschreiben Kreise

a. nach rechts,

b. nach links.

Die Finger können dabei folgende Stellungen annehmen:

I. II. III. IV. V. VI. VII. VIII.

No. 4.

Die Hände beschreiben eine 8

a. nach rechts,

b. nach links.

Die Finger können dabei folgende Stellungen annehmen:

I. II. III. IV. V. VI. VII. VIII.

No. 5.

Man werfe die Hände.

No. 6.

Mit der einen Hand biege man die andere entgegenstemmende Hand im Handgelenk

1. nach oben,
2. nach unten,
3. nach rechts,
4. nach links.

Die Finger können dabei folgende Stellungen annehmen:

I. II. III. IV. V. VI. VII. VIII.

b. Mit nach unten gekehrter Hohlhand.

No. 1.

Man bewege die Hände auf und ab. Die Finger können dabei folgende Stellungen annehmen:

I. II. III. IV. V. VI. VII. VIII.

No. 2.

Man bewege die Hände nach rechts und nach links. Die Finger können dabei folgende Stellungen annehmen:

I. II. III. IV. V. VI. VII. VIII.

No. 3.

Die Hände beschreiben Kreise

a. nach rechts,
b. nach links.

Die Finger können dabei folgende Stellungen annehmen:

I. II. III. IV. V. VI. VII. VIII.

No. 4.

Die Hände beschreiben eine 8

a. nach rechts,
b. nach links.

Die Finger können dabei folgende Stellungen annehmen:

I. II. III. IV. V. VI. VII. VIII.

No. 5.

Man werfe die Hände.

No. 6.

Mit der einen Hand biege man die andere entgegenstemmende Hand im Handgelenk

1. nach oben,
2. nach unten,
3. nach rechts,
4. nach links.

Die Finger können dabei folgende Stellungen annehmen:

I. II. III. IV. V. VI. VII. VIII.

C. Uebungen mit Geräthen.

§ I. Kugelstab. (Fig. 57.)

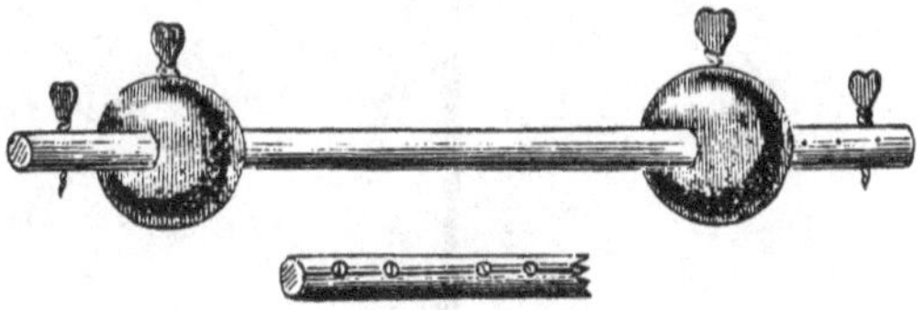

Fig. 57.

Geräth I: Ein Holzstab von 60 cm. Länge, an dem sich eine eiserne, verschiebbare und festzuschraubende Kugel befindet.

Handstellung I: Man ergreift den Stab an einem Ende. Die Kugel wird, der Kraft des Uebenden entsprechend, der Hand näher gerückt oder von ihr entfernt festgestellt.

Uebungen I:

a. Mit nach oben gekehrter Hohlhand.

No. 1.

Man bewege die Kugel auf und ab. Dabei kann sich die Kugel befinden (Fig. 58):

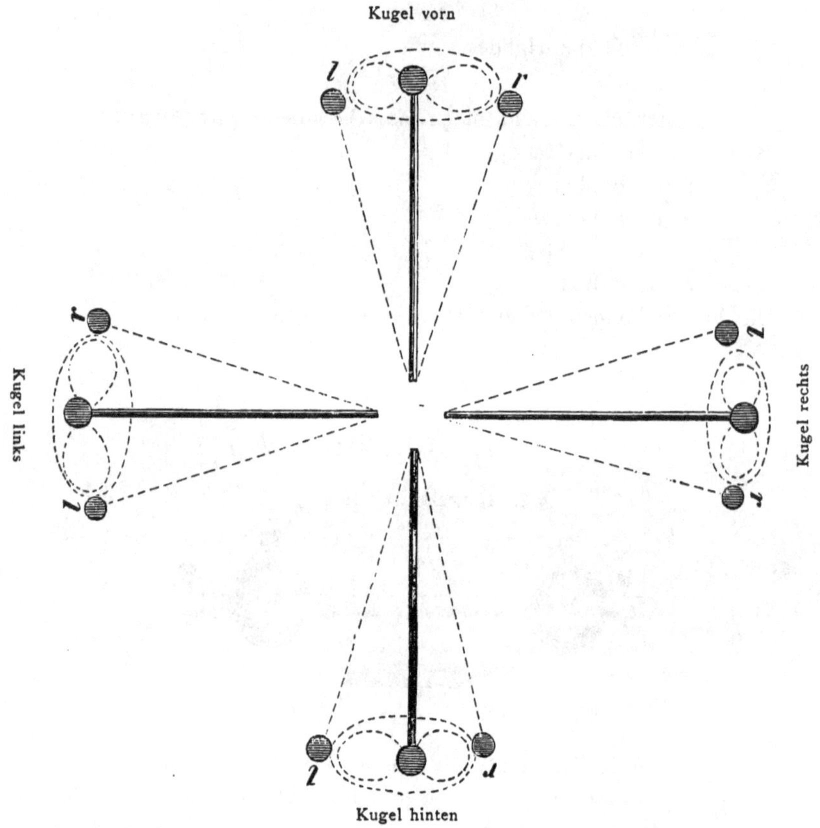

Fig. 58.

1. vorn,
2. hinten,
3. rechts,
4. links.

No. 2.

Man bewege die Kugel nach rechts und nach links. Dabei kann sich die Kugel befinden:

1. vorn,
2. hinten,
3. rechts,
4. links.

No. 3.

Die Kugel beschreibe Kreise
a. nach rechts,
b. nach links.
Dabei kann sich die Kugel befinden:
1. vorn,
2. hinten,
3. rechts,
4. links.

No. 4.

Die Kugel beschreibe eine 8
a. nach rechts,
b. nach links.
Dabei kann sich die Kugel befinden:
1. vorn,
2. hinten,
3. rechts,
4. links.

b. Mit nach unten gekehrter Hohlhand.

No. 1.

Man bewege die Kugel auf und ab. Dabei kann sich die Kugel befinden:
1. vorn,
2. hinten,
3. rechts,
4. links.

No. 2.

Man bewege die Kugel nach rechts und nach links. Dabei kann sich die Kugel befinden:

1. vorn,
2. hinten,
3. rechts,
4. links.

No. 3.

Die Kugel beschreibe Kreise
a. nach rechts,
b. nach links.
Dabei kann sich die Kugel befinden:
1. vorn,
2. hinten,
3. rechts,
4. links.

No. 4.

Die Kugel beschreibe eine 8
a. nach rechts,
b. nach links.
Dabei kann sich die Kugel befinden:
1. vorn,
2. hinten,
3. rechts,
4. links.

Geräth II: Ein Holzstab von 60 cm. Länge, an dem sich zwei eiserne, verschiebbare und festzuschraubende Kugeln befinden.

Handstellung II: Man ergreift den Stab in der Mitte. Die Kugeln werden, der Kraft des Uebenden entsprechend, der Hand näher gerückt oder von ihr entfernt festgestellt.

Uebungen II:

a. Mit nach oben gekehrter Hohlhand.

No. 1.

Man bewege die Hände auf und ab. Dabei können sich die Kugeln befinden:

1. vorn und hinten,
2. rechts und links.

No. 2.

Man bewege die Hände nach rechts und nach links.
Dabei können sich die Kugeln befinden:

1. vorn und hinten,
2. rechts und links.

No. 3.

Die Hände beschreiben Kreise

a. nach rechts,
b. nach links.

Dabei können sich die Kugeln befinden:

1. vorn und hinten,
2. rechts und links.

No. 4.

Die Hände beschreiben eine 8

a. nach rechts,
b. nach links.

Dabei können sich die Kugeln befinden:

1. vorn und hinten
2. rechts und links.

No. 5.

Man werfe die Hände.

Dabei müssen sich die Kugeln ganz nahe an der Hand rechts und links befinden.

b. Mit nach unten gekehrter Hohlhand.

No. 1.

Man bewege die Hände auf und ab.
Dabei können sich die Kugeln befinden:

1. vorn und hinten,
2. rechts und links.

No. 2.

Man bewege die Hände nach rechts und nach links.
Dabei können sich die Kugeln befinden:

1. vorn und hinten.
2. rechts und links.

No. 3.

Die Hände beschreiben Kreise
a. nach rechts,
b. nach links.
Dabei können sich die Kugeln befinden:
1. vorn und hinten,
2. rechts und links.

No. 4.

Die Hände beschreiben eine 8
a. nach rechts,
b. nach links.
Dabei können sich die Kugeln befinden:
1. vorn und hinten,
2. rechts und links.

No. 5.

Man werfe die Hände.
Dabei müssen sich die Kugeln ganz nahe an der Hand rechts und links befinden.

---

§ II. **Bogen.**

Geräth I: Ein Holzstab, der als Bogen dient *(a)*.

Geräth II: Ein Holzstab, der als Stelle des Streichinstrumentes gebraucht wird. In diesem muss entweder eine Vertiefung *(v)* [Violino *(b)* und Viola *(c)*] oder ein hölzerner Haken *(h)* [Cello *(d)* und Basso *(e)*] angebracht sein, so dass der Bogen hineinpasst. Die Lage dieser Vertiefung oder des Hakens muss zum ganzen Stabe dieselbe Proportion haben, die zum Instrument die Lage der Streichfläche der Saiten hat. Bezüglich der Maasse siehe die Zeichnung Fig. 59. Die Stäbe können an ihren oberen Enden mit einem Metallring umfasst werden. Die als Violino

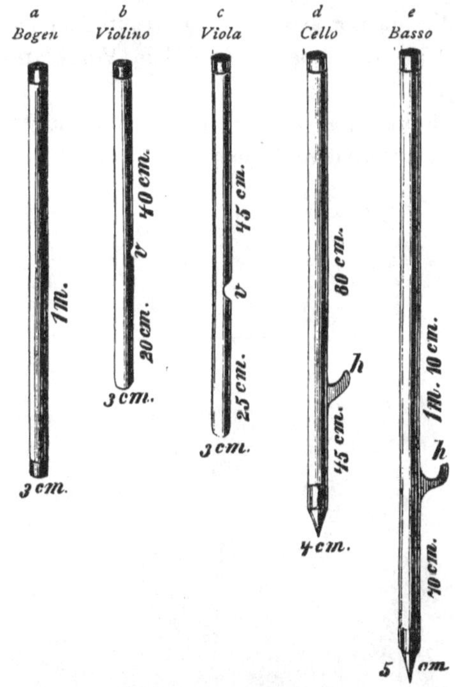

Fig. 59.

und Viola gebrauchten Stäbe sind unten abgerundet. Die als Cello und Basso gebrauchten Stäbe sind unten mit eisernen Spitzen versehen. Man thut gut, die Vertiefungen oder die Haken vor dem Ueben mit Kreide einzureiben.

Handstellung. Die rechte Hand ergreift den als Bogen gebrauchten Stab nur mit dem 1. und 2. Finger und legt ihn in die Vertiefung oder in den Haken. Die linke Hand ergreift den als Instrument gebrauchten Stab und stellt auf ihn die Finger in der in (Cap. I. S. 65. Handstellung II) angegebenen Stellung.

Uebung: In dieser Stellung führe man den Bogenstrich auf und ab so langsam wie möglich:

1. durch die ganze Bogenlänge (mit dem ganzen Arm),
2. in der Mitte des Bogens (mit dem Vorderarm und dem Handgelenk),
3. an der Spitze des Bogens (mit dem Handgelenk allein),
4. am Frosch (mit dem Handgelenk allein).

Drittes Capitel.

Fussgelenkübungen.

A. Art und Weise des Uebens.

Bei den Fussgelenkübungen achte man auf Folgendes:

1. Der Unterschenkel muss, während der Fuss im Gelenk gebogen wird, die grösste Ruhe bewahren.

2. Der Fuss darf weder durch schwere, noch durch das Gelenk beengende Fussbekleidung am freien Ausführen der Uebungen gehindert werden.

3. Man kann einen Theil der Uebungen sitzend ausführen, doch dürfen dabei die Füsse nicht bis zum Boden reichen.

B. Freiübungen.

No. 1.

Man bewege die Füsse auf und ab.

No. 2.

Man bewege die Füsse nach rechts und nach links.

No. 3.

Die Füsse beschreiben Kreise

6*

a. nach rechts,
b. nach links.

No. 4.

Die Füsse beschreiben eine 8
a. nach rechts
b. nach links.

No. 5.

Man biege die Füsse so, dass sie eine Gerade bilden, und zwar mit den Fersen:
a. nach auswärts,
b. nach einwärts.

No. 6.

Man biege die Füsse so, dass sie eine Gerade bilden, und zwar mit den Fersen:
a. nach auswärts (Fig. 60),
b. nach einwärts (Fig. 61).

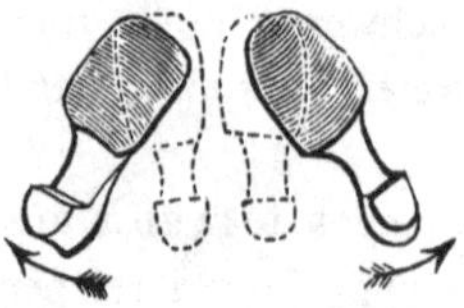

Fig. 60.

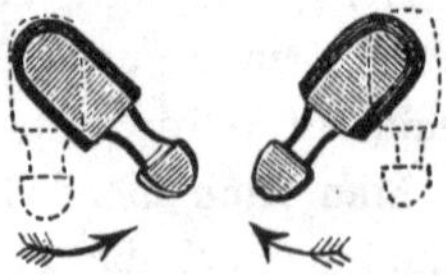

Fig. 61.

In diesen beiden Stellungen von a. und von b. bewege man die Füsse auf und ab.

No. 7.

Man biege die Füsse so, dass sie eine Gerade bilden, und zwar mit den Fersen:
a. nach auswärts,
b. nach einwärts.

In diesen beiden Stellungen von a. und von b. erhebe man sich auf die Fussspitzen.

C. Uebungen mit Geräthen.

§ I. Bleisohlen.

Geräth: Eine Bleiplatte in Form einer dicken Sohle, von 10 cm. Länge und der Breite des Fusses. Von beiden Seiten ist eine Oese, durch die ein kleiner Riemen gezogen wird. (Fig. 62.)

Stellung: Man schnallt das Geräth unter die Sohle an die Fussspitze. (Fig. 63.)

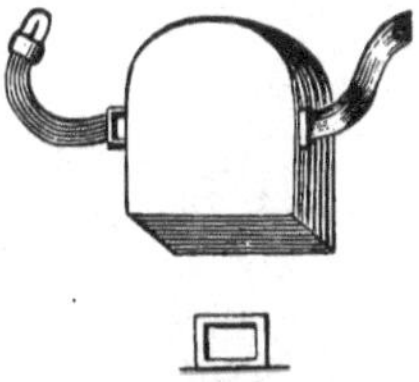

Fig. 62.

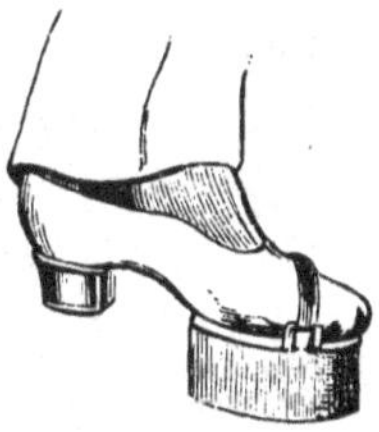

Fig. 63.

Uebungen:

No. 1.

Man bewege die Füsse auf und ab.

No. 2.

Man bewege die Füsse nach rechts und nach links.

No. 3.

Die Füsse beschreiben Kreise
a. nach rechts,
b. nach links.

No. 4.

Die Füsse beschreiben eine 8
a. nach rechts,
b. nach links.

No. 5.

Man biege die Füsse so, dass sie eine Gerade bilden, und zwar mit den Fersen:

a. nach auswärts,
b. nach einwärts.

No. 6.

Man biege die Füsse so, dass sie eine Gerade bilden, und zwar mit den Fersen:

a. nach auswärts,
b. nach einwärts.

In diesen beiden Stellungen von a. und von b. bewege man die Füsse auf und ab.

---

§ II. Fussleiste.

Geräth: Eine hölzerne Leiste von 60 cm. Länge und 4 cm. Dicke, welche an den Fussboden angeschraubt wird. (Fig. 64.)

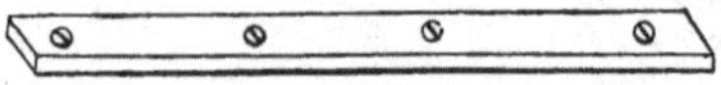

Fig. 64.

Stellung: Man tritt so an die Leiste, dass die Fussspitzen sie berühren, die Füsse aber parallel sind.

Uebung: Man versucht nun die Fersen der Leiste zu nähern:

a. nach auswärts,
b. nach einwärts.

---

§ III. Fussgalgen. (Fig. 65.)

Geräth: Die Construction dieses Geräthes ist gleich der des Galgens (Cap. I. E. § II); nur ist hier auch an jedem stehenden Stab ein Haken anzubringen. Jeder Stab aber hat eine Länge von 40 cm. Die Länge des Gummiringes ist gleich 15 cm. (Fig. 66.)

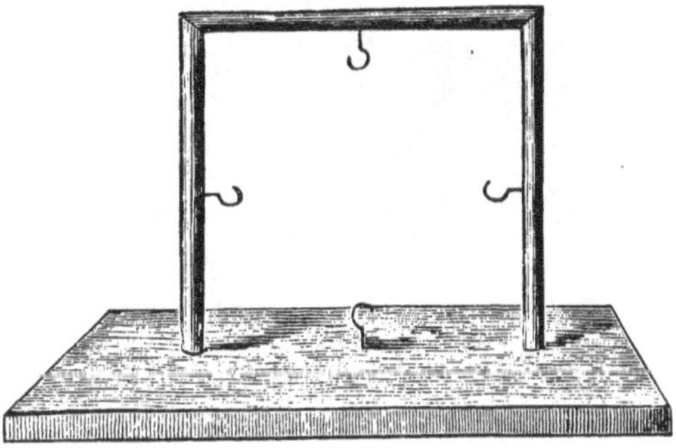

Fig. 65.

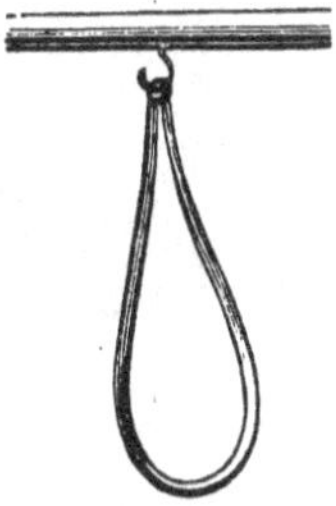

Fig. 66.

Stellung: Der Ring wird, entsprechend der Uebung, an einen der vier Haken gehängt und um die Fussspitze gelegt.

Uebungen:

No. 1.

(Ring am oberen Haken.) Man suche den Ring mit dem Fusse so nach unten zu ziehen, dass der Fuss im Fussgelenk gebogen wird.

No. 2.

(Ring am unteren Haken.) Man suche den Ring mit dem Fusse so nach oben zu ziehen, dass der Fuss im Fussgelenk gebogen wird.

No. 3.

(Ring am rechten Haken.) Man suche den Ring mit dem Fusse so nach links zu ziehen, dass der Fuss im Fussgelenk gebogen wird.

No. 4.

(Ring am linken Haken.) Man suche den Ring mit dem Fusse so nach rechts zu ziehen, dass der Fuss im Fussgelenk gebogen wird.

FSC
www.fsc.org
MIX
Papier | Fördert gute Waldnutzung
FSC® C083411

Kolibri 360 GmbH
Ferdinand-Jühlke-Straße 7
99095 Erfurt, Deutschland
produktsicherheit@kolibri360.de